近代名医珍本医书重刊大系

（第三辑）

俞介庵经验集

俞介庵　著

庞颖　点校

天津出版传媒集团

天津科学技术出版社

图书在版编目（CIP）数据

俞介庵经验集 / 俞介庵著；庞颖点校．-- 天津：天津科学技术出版社，2025．4．--（近代名医珍本医书重刊大系）．-- ISBN 978-7-5742-2778-1

Ⅰ．R249.5

中国国家版本馆CIP数据核字第2025912HY0号

俞介庵经验集

YUJIEAN JINGYANJI

责任编辑：王 冬 梁 旭

责任印制：兰 毅

出 版：天津出版传媒集团
天津科学技术出版社

地 址：天津市西康路35号

邮 编：300051

电 话：（022）23332392（发行科）23332377（编辑部）

网 址：www.tjkjcbs.com.cn

发 行：新华书店经销

印 刷：北京兰星球彩色印刷有限公司

开本 880×1230 1/32 印张6.625 字数120 000

2025年4月第1版第1次印刷

定价：58.00元

近代名医珍本医书重刊大系第三辑专家组

学术顾问： 李佃贵

中医策划： 黄樵伊　党　锋

学术指导： 罗　愚　李翊森　严冬松

整理小组： 董昌盛　王慧如　吴思沂　卢　曦　肖若男　瞿力薇
来晓云　郭　铭　王杰茜　杨竹青　宋美丹　李盈月
张　云　郭晋良　周　洁　杨守亲　张钊坤　陈瑞芬
吴文博　庞　颖

推荐文

中医药是我国劳动人民在长期防治疾病的实践中创造的独具特色的医学瑰宝，千百年来为中华民族的繁衍昌盛做出了不可磨灭的贡献。弘扬中医文化，传承国药精粹，使其更好地造福于民，是我们新时代中医药人的神圣职责和义务。

当前，中医药的发展正处在能力提升关键期，国际社会对中医药的关注度也在日益提升。近年来，党和国家领导人非常重视发挥中医药在对外交流合作中的独特作用，并对新时期中医工作做出重要指示：一是全新、明确地界定了中医药学在中华文化复兴新时期的关键地位，是“打开中华文明宝库的钥匙”；二是指出了深入研究和科学总结中医药学的积极意义，即“丰富世界医学事业、推进生命科学研究”；三是揭示了中医药学在国际文化交流与合作中的重要作用，即“开启一扇了解中国文化新的窗口，为加强各国人民心灵沟通、增进传统友好搭起一座新的桥梁”。

天津科学技术出版社有限公司和北京文峰天下图书有限公司共同打造的“近代名医珍本医书重刊大系”第三辑包含了多位中医名家代表作，如《俞介庵经验集》《临证心得》《蒲园医案》《柳选四家医案评校》《岭南儿科双璧》《鲟溪医论选研究》等。像赵献可、柯琴、唐容川、高学山、周学海、周慎斋等医家的代表作也囊括其中。

这些医家对中医发展、中医学术研究具有独特见地。时至今日，他们的学术思想和医案对临床及各类医学问题的研究仍具有重要参考和启迪作用。现将他们的经典医案和医论汇集整理重新出版，以为读者提供一份难得的了解、研究、继承中医的宝贵资料。

此系列丛书的出版，不仅具有示范意义，对全国中医药学术传承发展，也将起到积极的推动作用。且该丛书的点校与出版，并非单纯的医史研究，也非单纯的文献整理点校，而是有着很专业的实用价值。在阅读过程中，读者可以与这些医家的思想碰撞，产生火花。欣慰之余，愿为之推荐。

名老中医药专家学术经验继承工作指导老师

李佃贵

2023年1月16日

序 言

“近代名医珍本医书重刊大系”具有包含医家更多，选取品种更全、更具代表性，梳理更细致，点校者权威等特点。在第一、二辑的基础上，第三辑继续扩充多位中医名家代表作，共计22个品种，不仅包括《俞介庵经验集》《临证心得》《蒲园医案》《柳选四家医案评校》《岭南儿科双璧》《鲟溪医论选研究》等作品，而且还包含了赵献可、柯琴、唐容川、高学山、周学海、周慎斋等医家的代表作。

这次点校着重以中医传统理论结合著者学术经验予以诠解，汇辑各家注解，但不为古人注释所囿，联系所论的因、证、治疗等加以阐论和分析，凭证论治，论证用药。这套书深挖中华医藏，系统梳理多位中医名家代表作，可以为中医研究者提供坚实的文献研究基础，承前启后，为复兴中医药文化、提升中医药社会地位提供理论基础；也进一步贯彻了新时期中医工作重要指示精神：全新、明确地界定了中医药学在中华文化复兴新时期的关键地位，是“打开中华文明宝库的钥匙”。

“近代名医珍本医书重刊大系”是目前最系统地甄选多位中医名家代表作的系列丛书，特聘国医大师李佃贵指导，并邀请当今的中医名家、青年临床医师加入，进行严谨的点校重刊，旨在为研究中医药知识提供理论基础，传承发展祖国中医药文化。

全景脉学创始人

2023年2月11日

总目录

名老中医俞介庵的生平著述及其临证经验

目　录

名老中医俞介庵的生平著述及其临证经验

俞介庵先生（1877～1959年）。名士耿，福建福清县人。为该县著名老中医，精于内、妇、儿科，尤擅治急性热病。他致力于中医临床工作五十八年（1901～1959年）。先生幼年失怙，家贫无力就学，年十五，随乡先辈俞九绩先生学医，于《内经》《难经》《伤寒》《金匮》诸家典籍，靡不钻研，造诣甚深。并吸取了大量的民间单方、验方，故临床技术高超，积累丰富经验。

一、生平著述和医德医风

先生生平治学至勤，二十四岁（1901年，清光绪二十七年辛丑）悬壶于邑之高山镇，时值急性传染病，如鼠疫、霍乱大流行，他则参考吴又可《瘟疫论》，王清任《医林改错》，王孟英《霍乱论》的方药，本着救死扶伤的精神，悉心疗治，多所全活，因而声誉鹊起。公元1917年（民国六年），而母老多病，为奉养计，乃返城行医，屡起沉疴，声名大噪，求诊者无虚日。时任县神州医药支会评议员，每次病案讨论，竟能独具卓见，发抒心得。

公元1932（民国二十一年）任《现代医药》月刊董事长，俞老则热心筹资创办，与全国中西医药刊物交流，并与当代名中医如裘吉生（绍兴人，名庆元，主编《三三医报》，出版《三三医书》为著名中医书籍出版家），曹炳章（绍兴人，名赤电，编纂《中国医学大成》，为著名中医藏书家）、张寿雨（盐山人，名锡纯，撰著《衷中参西录》为著名中医临床家）、泰伯未（上海人，名之济，编撰《清代名医医案精华》、《清代名医医话精华》为著名中医著作家）诸先生，在学术上互通音问，交流经验。

公元1935年（民国二十四年）任县中医师公会首届会长、县国医支馆董事长等职。时国民党政府极端排斥中医，不许“中医条例”通过，并倡言废止，先生甚为愤慨，曾大声疾呼，联合同道，通电反对，力争中西医平等待遇。

公元1949年，解放后，党贯彻中医政策，重视老中医的丰富经验，中央卫生部聘为全国血吸虫防治委员会委员，先生提出对血吸虫病的防治方案推广应用，甚得各方好评。当时并任福清县中医学会主任委员。先生本平日临证经验，撰著《俞介庵临证经验集》《女科纂要》等书，足供后学参考。

先生生平重视医德医风，对贫苦病家，多未收诊费，为人淡泊明志，俭朴自持，其平日治病，认真负责，病家信仰益笃，环近如闽、长、平、永、莆、仙等县病人慕名而来求诊者，莫不悉心疗治。先生的《临证治验录》曾于1933年及1958年先后发表于杭州王一仁主编的《医药卫生月刊》及《福建中医药》杂志。他的医德医风，以及《临证治验录》发表以后，很得邑中前辈的好评，如倪运藻、何若溪两先生均以诗为赞。倪诗有“暮年未忍秘良方，善念碑手众口香，济世活人贻惠广，竟将遗录永珍藏。”之句；何诗有“医立修名寿且长，死如未死死无伤，验方遗嘱公诸世，奚止融人念不忘。”之句。由此可见，先生的医德医风之高尚，以及《临证治验录》之价值了。

二、治学态度及临证经验

先生平日治学态度，认真负责，不偏宗一家之言，举凡《伤寒论》，以及金、元、明、清诸家学说兼容并采，如妇科则宗陈（名自明，字良甫，著《妇人大全良方》）、傅（名山，字青主，著《傅氏女科》、沈（名又彭，字尧封，撰《女科辑要》）诸家；儿科则宗钱（名乙，字仲阳，著《小儿药证直诀》）、夏（名鼎，字禹铸，著《幼科铁镜》）、孟（字介石，撰《孟氏儿科》）诸家；内科杂病则《金匮要略》之外，如李东垣，朱丹溪、张景岳、王清任、陈修园，以及陈士铎的《辨证录》和张寿甫（锡纯）的《衷中参西录》；至于温热时病则刘完素、吴又可、叶天士、吴鞠通、王孟英、雷少逸外，旁及郑金望的《瘴疟指南》和林德臣的《秋疟指南》，以及俞根初的《通俗伤寒论》等。所以先生临证治病，灵活运用，引方广泛，不拘一书一说。

先生的临床辨证方向，其在医案中虽多以脉证方药并叙或叙证遗脉，但已掌握了“随证处方”“按方用药”的环节。在诊断则运用了“四诊”“八纲”，且要审问、慎思、明辨，以免致误，因而临证断病，并不马虎了事。至于处方用药，都抱着实事求是的态度，所以屡起痼疾、危疴。病家称颂、李健颐老中医深佩其治病之灵验，曾写诗赞曰：“先生治病本天然，良相良医仰昔贤，胀投滋肾功称异，淋用清肝法不偏”之句，以志景仰。

先生临证经验丰富，他在《内经》的整体观点指导下而进行辨证论治，从辨证的理论和实践，集中地体现了中医临床治疗的特色。所以他在诊断上以“四诊”合参，“八纲”辨证为主；在治疗上以运用“八法”，扶正祛邪为主。先生几十年来临证治病，起到显著的疗效。现将其临证经验简介于下：

（一）重视辨证　扶正为先

先生重视辨证，以扶正为先的方法，对“虚”证进行施治，取得一定疗效。

1.心肾两虚怔忡：陈××，男，20岁。

病因：心肾两虚，因受惊动，引起心中怦怦不安。

诊断：凡人夜卧，则心气下降于肾宫，今心肾两虚，心气不能通于肾，则夜不安寐；肾气不能通于心，则日觉怔忡、耳鸣；心肾交而日夜安。怔忡正悸之渐，故一遇怔忡，即宜防惊，一惊即宜防悸。按脉细缓，舌绛、无苔。

疗法：以扶正为主，安心宁神。方用柏莲汤。

处方：吉林参6克，元参9克，寸冬15克，木神9克，柏子仁9克，丹皮9克，丹参6克，煮夏3克，莲子心3克，生枣仁9克．水煎服。

效果：连服五剂，诸症均减，嘱再服数剂而收功。

按：本方以柏子、枣仁安其心，以木神宁其神；复以吉林参而通心肾，心肾交通，神乃自定。并以寸冬清心经，元参调肾经，心肾清润，则火不易动。丹皮入心、肝、肾三经。元素谓其可治神志不足；丹参入心、肝二经，大明谓其能养神定志。二药均系苦寒之品，又可平木而泻火，况火泻而木亦平。益以半夏消痰而和胃，胃和则寐安，故收效捷矣！（《俞介庵临证经验集》23页）。

2.劳倦气虚疝气：林××，男，51岁。

病因：劳倦气虚下陷，以致睾丸偏坠。

症状：偏左睾丸下坠十余年，现增致右侧加剧。

诊断：右脉沉而弱，左脉带弦，少腹牵引阴囊肿胀。

疗法：治疝之法不越辛温苦泄，然劳碌气陷者，苦泄则气益陷。今先以扶正举陷为主，方用加味升陷汤。

处方：绵黄芪18克，肥知母9克，杭台芍12克，山萸肉12克，北柴胡5克，川升麻5克，苦桔梗5克。水煎服。

效果：服两剂后症差，嘱其再服数剂，以竟全功。

按：张子和论七疝均隶于肝，以少腹、前阴，皆厥阴部位故也。盖筋者肝之合，睾丸者筋之所聚也。诸疝偏坠而不痛为气虚。

升陷汤以黄芪为主，因黄芪既善补气，又善升气，惟其性甘温，故以知母之凉润而济之；柴胡为肝胆二经之药，升麻为阳明胃经之药，均能引气上升，桔梗能载诸药上达；至于加山萸以补肝肾之气，白芍以柔肝敛阴，故此方之治气陷所致者宜矣！（《俞介庵临证经验集》24–25页）。

（二）寓泻于补　邪正兼顾

先生以寓泻于补，邪正兼顾的方法，也取得一定的疗效。如小儿虫积腹痛，则以健脾驱虫为治，使脾健而虫自得驱除矣。又如湿困胀泻，亦以健脾消运方法而取效

1.虫积腹痛：薛××，男，12岁。

病因：喜食生冷之物，湿热为患，脾胃气伤，致难运化，而蛔虫孳生。

症状：腹痛极剧，稍止复痛，日发数次，饥不欲食，便下带溏，小溲不利。

诊断：脉弦，舌苔花白，症乃虫积，中枢失运，所以饥不欲食，而便下带溏，《金匮》云："腹中痛，其脉当沉，若弦反洪大，故有蚘虫。"

疗法：邪正兼顾，以健脾驱虫为主，拟与卫生汤。

处方：天池参9克，白术5克，白薇3克，甘草3克，榧子10枚，槟榔3克，使君子10粒，葛根3克。水煎服。

复诊：前方服两剂后，腹痛减轻，饥仍不食，便溏已差，小溲尚少，改与调脾汤，以消运健脾。

处方：白术3克，杭芍15克，赤苓15克，神曲6克，会皮2克，白蔻2克，甘草3克，麦芽3克。水煎服。

效：服前方两剂，痛止食增。

按：脾胃气伤，倘徒治虫，而不补其脾胃，则脾气不能消，胃气不能化，虫且自安无恙，何能杀虫，唯补其脾胃之气，则气旺而能制虫，况又佐以杀虫之药，虫将何逃，治法当以补中用攻，拟与卫生汤，此方杀虫之药虽多，然入健脾之剂内，则正气无伤，而虫又尽杀，乃两得之道。(《俞介庵临证经验集》55页)。

2.湿困胀泻：何××，男，3岁。

病因：饮食不节，湿困中焦，消化失司。

症状：腹胀泄泻，小便不利。

诊断：脉缓，苔白。小儿肠胃虚弱，今由饮食不节，而湿困中焦，则腹满泄泻。

疗法；宜化运分消法，拟予胃苓汤加减主之。

处方：苍白术各5克，朴根3克，广皮2克，赤苓6克，泽泻5克，神曲3克，藿香2克，生麦芽3克。水煎服。

二诊：服药后，溲利、泻减、胀差，嗣后因吃食不慎复胀。拟予加减正气散。

处方：藿香梗3克，朴根3克，赤苓6克，广化皮2克，猪苓3克，滑石9克，通草3克。水煎服。

效果：后以健脾消运，调理而安。（《俞介庵临证经验集》55页）。

按：以上两案都是寓补于泻，邪正兼顾的方法而取效。

（三）审因辨证　同病异治

先生临床亦重视审因辨证，如同一种病，其原因不同，治法亦有所区别。如跌伤少腹，内有停瘀，而引起癃闭，则必须运用理气化瘀法，而取得疗效，如因劳累过度，秋暑内袭，火迫心经，心肾不交，遂成癃闭，则应用泻心火滋肾水法而治疗，取得疗效，如因肺燥，金不生水，而致癃闭，宜益肺气，而助其秋金，使水自生，而癃闭则除矣！

1.跌伤少腹癃闭：陈××，男，50余岁。

病因：因车水跌伤少腹，致小溲不通。

症状：少腹胀满微痛，食欲不振，口有作渴。

诊断：脉沉而弦，溲癃，便秘，少腹胀痛，内有停瘀。

疗法：育阴泻火，理气化瘀为治。拟先予纯阴化阳汤加丹参、乳没。

处方：熟地30，元参90克，油肉桂1克（研冲），车前子、丹参、乳香、没药各9克。水煎服。

复诊：服后，至家溲通两次，续服一剂，溲癃遂除。嗣以便秘，少腹疼痛。改予救土通肠汤合活络效灵丹。

处方：元参60克，当归30克，生地30克，川朴3克，川麻1.5克，火麻1.5克，乳香4.5克，没药4.5克，丹参4.5克。水煎服。

效果：服药遂愈。（《俞介庵临证经验集》69页）

2.心肾不交癃闭：周××。男，20余岁。

病因：由于秋暑内袭，火迫心经，心肾不交。遂成癃闭。

症状：小溲点滴不通，住××医院治疗两星期，屡施透溺手术，终无一效。

诊断：按脉洪而数，劳累过度，加以秋暑内袭，心经为火邪所迫，心肾不交，致成癃闭重症。

疗法：泻心火滋肾水为治，先予凉心利水汤加味为治。

处方：麦门冬30克，茯神15克，车前子9克，莲子心3克，油肉桂1.5克（研冲），黄连3克，连服四剂。

复诊：上方连服四剂，通而复闭，改服桂附八味丸。

处方：熟地30克，茯苓15克，淮山15克，石枣15克，丹皮9克，泽泻9克，附子3克，油桂3克（研冲），水煎服。

效果：服后，溲出如注，遂差。

3.肺燥液亏癃闭：林××，男，40多岁。

病因：肺燥液亏，肺燥则金不生水，致小溲点滴俱无。

症状：中满作胀，口极燥渴，小溲不通而成癃闭。

诊断：《内经》云："膀胱者，州都之官，津液存焉，气化则能出矣。"由于上焦之气不化，则在于肺气之热，故愈行水，而水愈不行。

疗法：宜益其肺气，助其秋金，则水自生焉。拟予参麦散。

处方：西洋参15克，麦门冬30克，枯黄芩3克。水煎服。

效果：上方连服二剂而小溲畅通矣！（《俞介庵临证

经验集》70页）

从上述三个都是癃闭病例，但其病因不同，根据审因辨证，同病异治的方法，均取得满意的效果。

先生行医五十余载，经验丰富，生平勤于治学，手不释卷，临床断病，根据“四诊”“八纲”，审因辨证，选方用药，多所取效。兹值先生诞辰一百一十周年，特撰文纪念，以志景仰云尔。

福建中医学院　医史研究室

一九八七年十一月

女科纂要

目　录

第一篇　概论

俞介庵纂著　俞慎初编校

一、月经类

（一）行经预兆

《素问·上古天真论》载："女子二七天癸至，任脉通，太冲脉盛，月事以时下。"女子年届十三、四岁，时鼻衄常出，毫无病容，是月经将行之兆，不可妄服止衄之药，若凉遏太过，反致月经欲行不行，宜服通降之剂，月经通而鼻衄自止。

（二）经血逆行

经血逆行，从口鼻与眼耳而出，名曰"反经"，俗称"倒经"。其血入水则散而不凝，宜先以陈京墨磨汁饮之，继以四物汤加红花、牛膝煎后和童便冲服，使得引经下行。

（三）月经过多

女子月经初行，经期超前而多，乃血分有热，并非血足，倘迁延不治，必致血枯，应凉血调经，宜用八味逍遥散。如久而不止，须防导致漏下，宜用安冲汤治之。其属气血虚者，宜投加味四物汤以滋血调经，继用加味圣愈汤，双补气血，以善其后。

（四）月经后期

妇女月经后期，虚寒为多，应以虚者补之，寒者温之为原则，宜温经汤主之。

（五）痛经不调

痛经不调，原因甚多，应辨寒热虚实。如因寒凝阻，致气血通行不利，宜服下方：泽兰、大腹皮、郁金，姜半夏各4.5克，乌药、苏叶、红花各3克，酒当归9克，制香附9克，川朴根1.5克，生姜5片，乌枣2枚，经期前后各服两剂。其属热者，宜栀芩逍遥散加郁金，川楝、延胡等；有血淤者，宜少腹逐淤汤；有寒热往来者，宜玉烛汤；有经来或前或后者，宜定经汤。

（六）痛经不孕

妇女因患痛经不孕，应以调而畅血行，宜用益母草30克，红糖少许浓煎于经期时饭前服下，连服数次有效。

（七）月经不行

《内经》说。“二阳之病发心脾，有不得隐曲，女子不月，其传为风消，其传为息贲者，死不治。”二阳指足阳明胃经，主消导水谷，令胃不能化其水谷，乃心脾所发，正因为女子有不得隐曲之事抑郁于心，心不能主血，而脾不能助胃消化水谷，输布营气，故血液亏损，月经不能时下，宜服大剂归脾汤。如迁延致重成为风消，发热而肌肉消瘦，宜归脾汤加丹皮、栀子、地骨、芍药、柴胡等；如胃气衰败则喘气上逆，成为息贲，宜麦门冬汤，有胃气则生，无胃气则死，故曰死不治。

月经不行，原因颇多，有由于血结经闭者，则腹痛拒按，宜行血散结，应用茜草18克加陈酒煎服；如因气血俱虚，则应补其气而滋其血，宜四物汤加参、芪、术、草；其因热结而闭者，宜玉烛散加味；虚寒而闭者，宜温经汤加味；郁结而闭者，宜越鞠丸；血少内热而闭者，宜逍遥散；痰阻而闭者，宜二陈汤加味；脂满而闭者，宜导痰汤；中消胃热，血液不生而闭者，宜白虎加人参汤。淤阻而闭，其少腹有积块而痛者，宜少腹逐淤汤；如经闭而成血臌者，宜用下淤血汤与膈下逐淤汤轮服；如久闭，宜服蚕砂酒（蚕砂12克炒成黄色，无灰酒煮服一盏）或抵当丸。

（八）歇经病

女子饮食起居正常，而月经数月或年余一行，多系体胖，脂肪丰富，宜调节饮食，适当运动，促进新陈代谢，不宜运用活血通经之药。

（九）血枯症

血枯为恶性贫血，乃血液枯槁而引起的。《素问·腹中论》说："有病胸胁支满者，妨于食，病至则先自腥臊臭，出清液，时时前后血，病名血枯，此得之少年时，有所大脱血，若醉入房中，气竭肝伤，故月事衰少不来，以四乌贼骨一茜草，二物并合之，丸以雀卵，大如小豆，以五丸为后饭，饮以鲍鱼汁，利肠中及伤肝也。”（或以鸡肝丸代之，鸡肝代雀卵，米饮代鲍鱼汁）。

血枯经闭，多由饮食起居失宜，或劳心过度，冲任亏损所致，其病面色不华，唇爪苍白，食欲不振，精神疲倦，宜补养阴分，使经脉渐充，则月经自行，凡一切通利之药，俱不宜用。

治法：如脾胃虚损，宜归脾汤；气血两虚，宜八珍汤或人参养荣汤；劳倦损伤，宜补中益气汤；气竭肝伤，宜鸡肝丸。

（十）干血痨

因劳伤过度，积热伤阴，血液枯干，身体羸瘦，腹胀不食，肌肤甲错，面目黯黑，以及经水久闭，血枯血热，积久不愈，血脉多有枯血菀结，以致新血难生，积热难除。

治法：如清热散结，宜大黄䗪虫丸；养血和血，宜四物汤、当归补血汤。祛淤生新、宜鲜猪血两杯，乘热饮之，连服二、三日有效。

（十一）石女无经

女子年逾破瓜（十五、六岁），或结婚多年，月经从来不行，其原因不一，有由于内分泌病，有由于营养缺乏，有由于以患疟疾，或血吸虫病，肝脾肿大，面黄体瘠，年龄虽大，侏儒其身，此月经不行，则由于淤阻，治愈其病，恢复健康，经乃自行。

至若体随年长，毫无病容，而终身月经不行，谓之“石女”，然有三月一行者，名曰“居经”，一年一行者，名曰“避年”，其终身不行，而得胎者，此古所谓“暗经”是也。

（十二）经断复来

老妇年逾五旬，多已断经，今断而复来，由于情志郁怒而起，宜疏肝解郁，以加味逍遥散或柴胡疏肝汤治之，或因体虚停而复行者，以安老汤治之。

二、带下类

（一）五色带下

妇女十人九带，少则无妨，多则为病。其色有白、黄、赤、青、黑之异。其因有虚弱、湿热、寒湿、痰湿之不同，宜辨证施治，不可纯用固涩之剂。如脾胃虚弱，食欲不振，赤白带下，宜补中益气汤；如湿热为患，白黄混杂，应渗利湿热，益脾和土，宜易黄汤；如肝肾为病，脾土虚弱，当滋肝肾，理脾土，宜加味六味地黄汤；如寒湿所致者，系白带为甚，宜完带汤；脉微而弱，肢酸腰硬，宜轻腰汤加干姜，肉桂、鹿角霜；至于痰湿所引起者，当以二陈汤加白术、淮山、芡实、苡米仁、白鸡冠花、椿根皮之属。赤白带下，久延不愈，心觉烦热，宜加苦参、龙胆草、白头翁等；青带宜清肝止淋汤，黑带宜利火汤，如赤白缠绵，亦属湿热之故，应用贯众一个（全用）除去皮毛，以米醋蘸湿，用火炙熟为末，每次6克，空腹开水送服。

（二）幼女带下

五、六岁以内的幼女，患了带下病，其体质必亏弱，多由于饮食生冷或湿热为病，原因治疗较易，宜随症用药。

（三）老妇带下

老妇经断已久，忽患带下黄白、腥臭难闻，多由七情郁结所致，宜用理气解郁，升清化浊之剂，若多服渗利之品，则气益下陷，早用补涩之药，则湿益中阻、老少有别，异病同治。

（四）白淫、白浊似带

妇女染患滴虫，或白浊、淋菌，往往误认为白带病，治之不得其法，迁延日久，变成慢性，消除更难，宜内服外洗。其属于滴虫为病，宜服易黄汤，外以蛇床子煎汤熏洗；其属于白浊、淋菌为病，宜服萆薢分清饮，外以土茯苓煎汤熏洗。

三、胎孕类

（一）不孕

妇人不孕，原因颇多，一般以为月经不调所致，实不尽然。有的月经不调而连连得孕，有的月经虽调而不孕，故须审察病因，随证施治，才能收效，不可刻舟求剑，徒费心机。如系生理上毛病，男子则为精虫稀少，或阳痿、早泄等；女子乃是卵巢萎缩，子宫屈曲或易位等，均多致不孕。此外妇人初嫁有孕，旋即小产之后，未加调护，或犯房事，或操劳过度，以致子宫未得恢复正常，当先治其经，继调整子宫之方，庶儿有效。其因子宫寒冷者，宜服温经汤，如血海虚寒而不育者，宜服温冲汤，外以吴萸、川椒等研末，炼蜜为丸，如弹子大，用棉花塞入阴户，日夜一换，月余子宫暖和，即可受孕。

（二）避孕

妇人生育过多，体质羸弱，或因工作繁忙，休息困难，欲避孕而不可得者，单方虽多，效验甚少，故宜节育，减少房事，于月经排卵两周后交媾，受孕较少，其他方药可服，须求安全，以免影响健康。

（三）辨孕

妇人受孕初期，月经不来，孕耶？病耶？须当审辨。应综合脉象形态等，才能作出诊断。下列辨孕方法，可供参考。

1.脉象:《素问·平人气象论》,载:“妇人少阴脉动、妊子者。”滑伯仁说:“动甚、谓脉来过于滑动也。”张景岳说:“若六脉和滑而身不安者,其为胎无疑。”按凡胎脉初时微小,呼吸五至,至三月而尺数,若脉滑重按而散者,胎已三月;重按不散,但疾不滑者,胎已五月。

(1)辨男女胎脉:甲:脉左大者为男,右大者为女,然而应知素来偏大偏小者。乙:寸口滑实者为男,尺脉滑实者为女,两寸俱滑实者为双男、两尺俱滑实者为二女,右尺左寸滑实者为一男一女。

(2)辨怪胎脉:甲:两脉沉细,尺脉乍大乍小,乍有乍无,或浮或沉,或动或止,早晚连诊。三、四日不同者。乙:脉来急如风雨者,少停复来如初者。丙:关部微似雀啄,或大小不匀,而指弦劲者。

2.形态:怀孕和男女胎从体表形态辨别

(1)怀孕的辨别:甲:经停一月后,恶心恶阻频频不止,嗅觉灵敏,味觉喜新厌旧,嗜酸或偏嗜一物,是胎也。乙:身体平卧,以手触摸其腹,如核如卵者,是胎也。丙:乳头形态与平时不同;或停经五个月,乳头乳根皆黑而乳房胀大者,是胎。

(2)男女胎的辨别:甲:男腹如鼓,女腹如箕。乙:孕妇前行背后喊之,如头向左转者为男,向右转者是女。丙：左乳房有核或胀疼为男，右乳房有核或胀痛者为女。

还有从夫妇双方的年龄或受孕的月数来推断男胎或女胎，如夫妇都是双岁，奇月必男，双月必女；夫妇都是奇岁，奇月必男，双月必女；如夫妇男奇岁，女双岁，双月必男，奇月必女；男双岁，女奇岁，奇月必男，双月必女。（按以上仅作参考）。

（四）恶阻

妇人怀孕一、二月，时有恶心呕吐现象，名叫“恶阻”。轻则不药而愈，重则闻药味亦呕，宜伏龙干煎汤，服之有效。如因寒而致者，宜干姜人参半夏丸；因热而致者，宜桔皮竹茹汤加麦门冬、半夏；如因元气虚弱，宜加味参桔饮。

（五）胞阻

孕妇患有腹痛，名曰“胞阻”。初期多误为停经，用药须当审慎，宜芎归汤、胶艾汤，或当归芍药散主之。

（六）小产

妇人妊娠三月至七月而滑胎流产者，称为小产，又称“半产”。有怀孕二至四个星期流产者，又叫“暗产”，多不自觉。凡初次小产后，于第二次怀孕，必须谨慎，否则成为习惯性流产。此病多属体弱，气血俱虚，或房事影响，以致胎元不固，宜服泰山磐石散，或寿胎丸。

（七）子痫

孕妇发生痉厥，口吐涎沫，不省人事，名叫“子痫”，又称“子冒”。未发前必有头痛、体倦、饮食减少，胸中郁闷的预兆，多由风热引起，宜钩藤汤加竹沥、姜汁，或羚羊角散而治之；如为气逆痰滞，宜紫苏饮；脾郁痰滞，宜二陈汤加竹沥、姜汁；如气血亏损、宜八珍汤加钩藤、天麻。

（八）子嗽

孕妇肺虚，风寒之邪乘袭，致久嗽不已，名叫“子嗽”，引动其气则伤胎元。初起宜参苏饮加减，如咳嗽痰少，致化燥伤津，宜善散汤加味；如寒邪袭肺而致咳者，宜射干麻黄汤；如咳喘热甚者，宜麻杏石甘汤加味；其久而未愈，宜四君子汤加苏叶、桔梗、阿胶等。

（九）子烦

孕妇烦躁不宁，名叫“子烦”。其因火灼肺金所致，宜麦门冬汤加减；如因气郁不舒者，宜分气饮治之；如火乘金者，宜二陈汤去半夏加芩、连、枳壳、川贝，痰喘甚者，加瓜蒌仁、前胡、桑白皮等；如咳嗽吐血不止，宜生地饮；如风痰相攻，胸满咳嗽者，宜百合散；心中惊怯，烦闷不安者，宜竹叶安胎饮，有痰加竹沥、姜汁一、二滴，虚甚加人参倍用；泻加芡实、减生地；四、五个月之时，相火用事，或夏季君火行令，俱能乘肺以致烦躁，如因相火，宜加知母；君火所致，宜加川连。

（十）子悬

妇人忧郁，胎气上通、两胁胀痛，名叫“子悬”，宜紫苏饮加减；如猝然扑厥，急以童便灌之，继以紫苏饮加钩藤、茯苓、姜汁、童便。

（十一）子淋

孕妇小便淋沥不利，此由肾有虚热，移热膀胱，膀胱不能制水，宜用猪苓散主之；如膀胱热结不能利水者，宜五苓散；如肝经湿热而小便不利者，宜龙胆泻肝汤；如肺经湿热，或气燥而不能化者，宜黄芩清肺饮加减；如小肠热而小便不利者，宜导赤散；如肺经虚，膀胱而气化不行者，宜生脉散；如妊娠小便淋涩作痛者，宜子淋散。

（十二）子肿

孕妇全身浮肿，名叫“子肿”，此脾土不能制水之故。初起宜加味五皮饮，面目虚浮，肢体俱肿，宜全生白术散；营养不良而浮肿者，宜鲤鱼汤；肿而小便不利者，宜紫苏饮合四苓散；脾胃虚弱而肿者，宜六君子汤加大腹皮、车前子等。

（十三）妊娠禁忌药

药物对妊娠的禁忌，有碍胎、坠胎两部分，《本草纲目》记载有八十七种，但其中有些现已基本不用。特录临床上常用的而碍胎或坠胎的药于下，处方时要尽量避免，以防引起事故。

1.植物药：甘遂、大戟、芫花、牵牛子、蓖麻子，巴豆、桃仁、红花、三棱、莪术、丹皮、牛膝、茜草、苏木、槐实、常山、藜芦、皂荚、干姜、半夏、厚朴、南星、乌头、附子、桂心、麦蘖，薏苡、通草、瞿麦、茅根、冬葵子等。

2.动物药：麝香、牛黄、斑蝥、水蛭、虻虫、蛴螬、蝼蛄、全蝎、蜥蜴、蛇蜕、蜈蚣等。

3.矿物药：硇砂，赭石、芒硝、水银、雄黄、砒石等。

上述药物中，有些药在妊娠期中尚有采用《内经》记载：“妇人重身、毒之何如？有故无殒，亦无殒也。大积大聚，其可犯也，衰其大半而止。”但妊娠期中禁忌药应慎用为妥。

四、产后类

（一）难产

孕妇临产，胎儿不下，其原因不一，多由气血虚弱，或平时缺乏劳作，致胎滞难下，有因胎肥难下，有因胎伤难下，有因胎位不正难下，有因临产畏怯难下。

一般通治以佛手散，保产无忧散为稳妥。如气逆难产，宜舒气散；如为习惯性难产，宜用下方：

熟地黄、炙黄芪各30克；当归、党参、龟板（醋炙）、北枸杞各12克；川芎、酒芍各3克；茯神9克；水煎服。于临产月（9～10个月）可各连服四、五剂。

并于临产时灸至阴穴及右脚小指各三壮。

（二）催产

孕妇临产交骨不开，或气血虚弱，虽正产，而胎儿不下，宜服开骨散以催产。

（三）临产溲闭

孕妇临产小便不通，由于气虚下陷胎压膀胱，宜补中益气汤加减，升提其气，而小便自利；如肺气虚而膀胱积热致气化不行，宜用下方：

车前子、滑石、血余灰、栝蒌，知母、栀子、牛膝、紫菀、紫草等为大剂。水煎服。

（四）恶露停阻

产后恶露停阻不下，其原因为气滞寒凝，或湿热所致，宜加味生化汤，水煎，冲童便，烧酒各一杯。温服，使恶露得下，其痛可止。

（五）产后血晕

产后昏迷，不省人事，称为“血晕”。其病由于血下太多，气脱血晕，宜独参汤救治；若因劳乏太过，恶露不下，或食滞痰阻胃中，当用涤痰逐淤之剂；如因气血俱虚而夹有痰食者，宜攻补兼施。临时急救以烧栗炭，或以洗净的砖石，秤锤等物烧红后，投入醋缸中，以上冲之气、熏入产妇鼻孔立苏。

（六）胎衣不下

产后胎衣不下，由于血少干枯，粘连子宫，应大补气血，宜服送胞汤；其因气虚不能推送者，宜用加味补中益气汤；如留滞三、四日之久不下者，宜用古没竭散，或以无名异9克研末，蛋白调匀，米醋一杯，煎沸冲服；外用蓖麻子捣烂，敷贴产妇右足心（涌泉穴）。胞衣下，急洗去。并针刺三阴交、中极、照海、内关、昆仑诸穴。

（七）产后子宫下垂

产前或产后，因气虚或暴怒受风，或因接产不慎，子宫受伤，或因临产用力或房事太早，迫致子宫下垂，突出如茄状，称为“阴挺”，宜补中益气汤加枳壳治之。外以蓖麻子十四粒，去壳、捣烂、涂敷巅顶（百会穴）。如一收缩即洗去。

（八）产后小便不禁

产后小便不禁，多因引产不慎，膀胱括约肌受损，或因临产用力太过，以及气虚下陷而小便不禁者，宜补中益气汤加桑螵蛸、鸡内金，以升提其气，其属膀胱阴虚而淋沥不断者，宜以生脉，六味地黄汤滋其化源。

（九）产后蓐劳

产后蓐劳，多因房事太早，子宫内伤，淤血停阻所致，宜先去其停淤，后理其正。若劳心忧虑、营养失调，致虚羸喘乏，寒热如疟，法宜扶养正气，兼补脾胃，以归芍六君子汤；脾肺气虚，而咳嗽口干者，宜异功散加麦门冬、五味子；肝肾虚弱、自汗、盗汗，宜都气丸加浮小麦、红大枣。

（十）产后乳吹

产妇乳房硬结作痛，名叫“乳吹”。此乃初生儿吮乳时吹乳所致、宜用木香15克，研末，大生地一个，合捣成饼状，称为“木香饼”，摊贴患处，以汤水瓶趁热熨之，使结散痛止，并用蒲公英、夏枯草，水煎服。

（十一）产后妒乳

产妇乳汁蓄结乳房胀痛，恶寒发热，名叫“妒乳”。此由于初生儿未能吮乳，以致乳胀，虽捏其乳而不尽，所引起的。急令人将乳汁吮去，并用瓜蒌散和酒煎，去渣温服，外用木香饼熨之。凡欲成痈者，宜服连翘汤加蒲公英，水煎服。

（十二）产后乳汁缺乏

产后乳汁缺乏，多由气血不足所致，宜补气血，通乳汁为主。

处方：炙黄芪，当归身各18克，熟地黄、杭白芍、制首乌、漂白术各15克，王不留行，通草各10克，怀牛膝，西洋参（或潞党参18克代之）各6克。诸药煎浓汁去渣，猪蹄一对，用药汁炖烂，去浮油，连汤吃尽，乳即自通。

新产妇乳少，或缺乳，宜滋养气血。

处方：生黄芪30克，当归、白芷各15克，猪蹄1对，水酒各半炖烂，去浮油，服之，覆首而睡，即得。体实者加红花9～15克以消恶露。

（十三）产后乳房胀满

产妇乳房胀满，乃由于乳汁蓄积所致，或须断乳，宜用炒麦芽60～120克，水煎服，或研末，每次15克，日服二次，开水送下。

（十四）产后乳汁自出不止

产妇乳汁自出不止，此由于气虚不摄，宜用黄芪15克，五味子3克，水煎服。或研末，分二次用温酒冲服，每日一剂。

（十五）产后癃闭

产后小便不通，由于气虚下陷所致，宜服加减补中益气汤，外用青葱管一握烙热布包，烫熨少腹；如因膀胱热结，水源不化，宜用五苓散；如阴虚而癃闭者，宜用猪苓汤；如阳虚无以化者，宜用肾气丸。

（十六）产后发痉

产后发痉，眼球上吊，口流涎沫，角弓反张、神志昏迷，由于郁冒多汗而致痉者，宜钩藤汤；其因气虚血淤发搐者，宜黄芪桃仁汤，或和血熄风汤；如汗出不止，宜山萸肉30克煎服，以收其汗；汗多伤津，宜阿胶一两化服，以保其津。至于破伤风而发痉者，初起其邪在表，宜用蝉蜕6至9克，研末和酒服；如角弓反张，牙关紧急，宜服玉真散；如邪在里，惊而抽搐，二便秘涩者，宜服江鳔丸下之。

五、崩漏类

（一）血崩

崩乃漏之渐，其病不外气虚、血热、淤阻数因。气虚应以参、芪，山茱萸补固；血热应以生地、丹，栀凉血；淤阻应以三七、茜草逐淤。如脉微弱而周身厥冷，元阳将脱，宜用参、附以挽其阳，并以固冲汤加减运用；如血崩昏晕，属于虚火者，宜服固本止崩汤；如气虚血崩而积热在里，迫血妄行者，当先以胶艾汤加侧柏、地榆以止血，次以四物汤加丹、栀、地骨、元参以清热，俟血止热尽，则以归脾汤、六味地黄汤以调之；如肾虚相火动而血崩，宜凉血地黄汤治之；至于气虚血崩、当以升阳益胃汤或补中益气汤以升提阳气，使气固而血自止。

（二）白崩

妇女阴户下如米泔，或如黏胶，多因思虑伤脾，宜归脾汤，并以羊肚切碎炖服；劳倦伤肾，宜金锁正元丹。

（三）漏红

漏红为子宫出血之渐，亦有寒热、虚实之别，以芎归胶艾汤为主。寒者加桂、附；热者加栀、芩；虚者加参、芪、龙、牡；实者加丹参、茜草。

（四）胎漏

妇人怀孕之后，月经当停止不行，或有仍行者，乃为例外，若因受惊，或劳力、跌扑、或房事，郁怒而引起漏血宜芎归胶艾汤，如受惊应加苎根及金银器而镇惊。其属风热而漏者，宜服下方：

白芍180克，侧柏、黄芪各90克，防风、椿根白皮各60克，研末蜜丸，每次10克，开水送服。

六、症瘕、结聚

（一）症病

症病乃腹中积块而有形可征者，此证由于饮食失节，脾胃虚弱、或因肝经气血郁结、积聚腹中，坚固不移，按之应手。有食症、血症不同，食症乃食积而成，因食生冷黏腻之物，脾胃虚弱，不能消化，胶滞其间与血气相搏，积聚成块，日渐长大、体质壮实者，当先疏导攻坚、佐以补脾健胃，宜消积保中丸或理冲汤，体质羸弱者，必先培土而兼消导、宜香砂六君子汤加消积丸；气虚血滞而不易愈者，宜乌药散治之；血症乃蓄血所成，因脏腑虚弱，寒热失节，或风冷内停，或饮食不化，气凝血结壅滞经络而成块，宜血症丸，或理冲丸主之。年久未愈，宜服桂枝茯苓丸。

（二）瘕病

瘕为血凝之病。《素问·大奇论》说：“三阳急为瘕，其症状或聚或散，无有常准，推之则动，按之则走，此症由于寒暖失宜，饮食不调，致内脏气虚，或因风寒，或因劳伤，停蓄于内，与血相搏而成块状，往往见于脐下。其症虽有八瘕，实以食瘕，血瘕为多见。

血留经络而成瘕，《素问·阴阳类论》说：“阴阳并绝，浮为血瘕，沉为脓胕”。此证着于肠胃之外，少腹之间，横骨下有积气，坚硬如石，牵引背脊作痛，腰疼不可俯仰，多因行经未尽，饮食不节所致，宜桃红四物汤，合失笑散治之，或以干姜，乌贼骨（炙），桃仁各30克研末，每次6克，烧酒送服，每日二次瘕聚乃瘕气结聚之病，《素问·骨空论》说：“任脉为病，女子带下瘕聚。”此多指血瘕而言。食积成瘕，宜消积丸治之，并用海蜇皮1000克，荸荠1000克，烧酒1000克，入锅中煮至海蜇皮化，酒干，取荸荠阴干，每日空腹时吃五个。

（三）积聚

积聚为脏腑之病，在《内经》《难经》《金匮》三书里，对该病的症状体征已有明显的鉴别，如《灵枢·五变篇》说："人之善病肠中积聚者，皮肤薄而不泽，肉不坚而淖泽，如此则肠胃恶，恶则邪气留止，积聚乃伤，脾胃之间，寒温不次，邪气稍至，蓄积留止，大聚而起。"《难经·五十五难》又从其发病的部位脉象区别为阴气和阳气，比之，《灵枢》所说更为具体，其说："积者，阴气也；聚者，阳气也。"故阴沉而伏，阳浮而动；气之所积，名曰积；气之所聚，名曰聚。故知积者五脏所生，聚者六腑所成也。积者阴气也，其始发有常处，其痛不离其部，上下有所终始，左右有所穷处。聚者，阳气也，其始发无根本，上下无所留止，其痛无常处，谓之聚。故以是别知积聚也。

《金匮·五脏风寒积聚病脉证篇》从该病的体征来说明积、聚、槃气三种病的不同，其说"病有积，有聚，有槃气，何谓也?积者，脏病也，终不移；聚者、腑病也，发作有时，展转痛移为可治；槃气者，心下痛，按之则愈，复发为槃气。"总之该病是由于脾胃虚弱，气血两虚，四时有感，邪气乘之，皆成积聚，故治法扶正祛邪，初起正气尚强，邪气尚浅，宜用攻法；渐久则邪气较深，正气较弱，则宜攻补兼施；若时日过久，邪气侵凌，则应补正为主。积聚之脉，多沉细有力，或弦牢之象，凡脉坚强者生，虚弱者死。妇女由于郁气，故多气积、血积，其脾胃虚弱，食积亦多见。

气积者，由于忧思郁怒不得解，以致噫气痞塞，宜大七气汤主之。气聚乃气息积聚而不散，初起亦用大七气汤，如痰壅昏迷，牙关紧闭，身冷无汗，急用苏合香丸冲汤灌之。

血积者，由于跌仆坠损，致血滞成积，宜桃红四物汤加苏木、丹参等；如因经闭蓄血而成，宜理冲丸，或桃红承气汤；少腹疼甚者，加失笑散；淤积而痛者，宜膈下逐淤汤。

食积者，由于饮食过度，不能消化，积滞痞塞，胸闷腹胀，初起宜保和丸合越鞠丸；积聚较甚者，宜香砂枳实丸加神曲、莪术；如成痞积者，宜攻积丸主之。

（四）痞结

痞结乃气滞或血滞者，常觉胸膈痞闷，如有物堵塞，或重物压紧，以疏滞气血为主，宜助气丸主之。

第二篇　选方

俞慎初选辑

一、月经类

（一）四物汤（《和剂局方》）

主治：一切失血体弱，妇女月经不调，崩中漏下，胎前腹痛下血，产后恶露不止，凡属于血亏之症，皆可治疗。

药品：熟地黄9克、当归身9克、杭白芍6克、川芎5克。

用法：研为粗末，水煎，去渣服。血热者，熟地改生地；大便不实者，当归土炒；泄泻腹痛者，白芍酒炒，失血者，土炒；血逆，川芎童便浸。

（二）加味四物汤（经验方）

主治：冲任亏损，气血不足，月经不调。

药品：九蒸地30克、白芍（酒炒）9克、川芎（酒浸）9克、黑荆芥9克、山萸肉9克、当归15克、白术（炒）15克、续断3克、甘草3克。

用法：水煎服。

（三）加味圣愈汤（经验方）

主治：气虚不能摄血，经来过多。

药品：党参9克、白芍9克、当归9克、茜草9克、川芎6克、续断6克、炙芪18克、龙骨18克（先煎）、牡蛎18克（先煎）、白术15克、海螵蛸12克、九蒸地30克。

用法：水煎服。

（四）逍遥散（《和剂局方》）

主治：肝气抑郁，血虚火旺，头疼，目眩，两胁作痛。妇人月经不调，脉弦大而虚，或下青带等。

药品：柴胡2.5克、白术5克、茯苓5克、当归5克、白芍5克（酒炒）、炙草2.5克、陈皮2.5克、薄荷叶1.6克、生姜3片。

用法：研粗末，水煎服。血热者，加丹皮、栀子，名丹栀逍遥散。或加栀子、黄芩，名栀芩逍遥散。

（五）安冲汤（《衷中参西录》）

主治：妇女月经过多，久而不止，或不时漏下。

药品：白术18克（炒）、炙芪16克、龙骨、牡蛎各18克（先煎）、大生地12克、海螵蛸12克、川续断12克、白芍9克、茜草9克。

用法：水煎服。

（六）温经汤（《金匮要略》）

主治：妇人经闭、崩漏，或经行过多，或月经后期，虚寒不孕。

药品：吴萸2克、党参6克、当归6克、川芎4.5克、白芍4.5克（炒）、半夏6克、阿胶6克（后入）、丹皮6克、肉桂1.5克（研冲）、炙草3克、生姜3克、麦门冬9克。

用法：水煎温服。

（七）少腹逐淤汤（《医林改错》）

主治：少腹积块疼痛，妇女行经少腹胀，其色或紫、或黑。

药品：小茴7粒、干姜0.6克（炒）、元胡3克、没药3克、当归3克、川芎3克、官桂3克、赤芍3克、蒲黄9克、灵脂6克（炒）。

用法：水煎服。

（八）玉烛汤（《衷中参西录》）

主治：妇女寒热往来，或经期不调。

药品：生黄芪18克、生地黄18克、元参12克、知母12克、当归9克、香附9克（醋炒）、柴胡5克、甘草5克。（汗多者去柴胡，加山萸肉适量）。

用法：水煎服。

（九）定经汤（《傅青主女科》）

主治：脾胃虚弱，气血亏损，月经失调。

药品：菟丝子30克、白芍30克、当归30克、淮山30克、茯苓9克、熟地15克、黑荆芥6克、柴胡2克。

用法：水煎服。

（十）归脾汤（《济生方》）

主治：忧思伤脾，脾虚不能摄血，致妄行下血，或妇人经期不准，或妊娠郁结伤脾。

药品：当归6克（酒洗）、党参6克、茯神6克、炙芪6克、白术6克（土炒）、酸枣仁6克（炒）、木香1.5克、炙草1.5克、远志3克、龙眼肉10枚，生姜3片、大枣2枚。

用法：水煎温服。

（十一）麦门冬汤（见胎孕类）

（十二）玉烛散

主治：月经热结而闭。

药品：生地9克、白芍9克、元明粉9克（后入）、当归6克、大黄6克、川芎5克。

用法：水煎服。

（十三）越鞠丸（朱丹溪方）

主治：一切气、血、食、火、痰、湿诸郁，妇女经病、带下及产后、中风等。

药品：香附（醋制）、苍术（米泔浸）、川芎（童便浸）各60克，栀子（姜汁炒黑）、神曲（炒）各45克。研幼末，米糊为丸、如绿豆大。

用法：每服100丸，食远米饮送下，亦可改为煎剂。

（十四）二陈汤（《和剂局方》）

主治：痰湿诸证，妇女痰阻经闭，妊娠恶阻等。

药品：陈皮6克.煮夏6克、茯苓6克、炙草3克。

用法：水煎温服。陈皮如肋痛或恶阻醋制，干咳蜜制，呕吐姜制，热痰竹沥制。

（十五）导痰汤（《妇人良方》）

主治：痰湿多或脂满经闭。

药品：二陈汤加枳实（炒）、南星（制）各6克。

用法：水煎服。

（十六）白虎加人参汤（《伤寒论》）

主治：中消胃热，血液不生，以致经闭。

药品：石膏15克、党参6克、知母6克、甘草3克，粳米一撮（包）。

用法：水煎服。

（十七）古下淤血汤（《医林改错》）

主治：血臌腹大，青筋显露，妇女蓄血经闭。

药品：桃仁24克、大黄1.5克、䗪虫3个（去土足）、甘遂1.5～2.8克（研冲）。

用法：水煎服。治血臌与膈下逐淤汤轮服。

（十八）膈下逐淤汤（《医林改错》）

主治：淤血积块，妇人经闭蓄血。

药品：五灵脂6克（炒）、川芎6克，丹皮6克、赤芍6克、乌药6克、桃仁9克、甘草9克、红花9克、元胡3克、香附5克、枳壳5克。

用法：水煎服。

（十九）抵当丸（《伤寒论》）

主治：妇人蓄血经闭，脉证俱实。

药品：虻虫5个（去翅足、炒）、水蛭5个、大黄15克（酒浸）、桃仁15克（去皮尖）、捣细蜜丸，分为4丸。

用法：水煮1丸，不下再服。

（二十）八珍汤（《证治准绳》）

主治：气血俱虚，脾胃亏损，妇人胎产崩漏。

药品：当归6克（酒洗）、川芎6克、白芍6克（酒炒）、熟地6克（酒拌、热者用生地）、党参、白术6克（炒）、茯苓6克、甘草1.5克、生姜3片、大枣2枚。

用法：清水2钟，煎至八分，食前服。

（二十一）人参养荣丸（《和剂局方》）

主治：气血俱虚，妇女血亏经闭。

药品：潞党参30克、白术30克、炙芪30克、炙草30克、陈皮30克、桂心30克、当归（酒拌）30克、熟地21克、五味21克、茯苓21克、远志15克、白芍45克、生姜30克、大枣45克、研细末，姜枣煎浓汁泛丸。

用法：每服9克，开水送下，早晚各服1次。

（二十二）补中益气汤（李东垣方）

主治：脾胃虚弱，中气不足。

药品：黄芪5克（蜜炙）、党参3克、当归3克（土炒）、白术1.5克（土炒）、桔皮1.5克、升麻1克、柴胡1克、生姜3片、大枣3枚。

用法：清水煎，食远服。

（二十三）鸡肝丸（经验方）

主治：血枯经闭。

药品：海螵蛸120克、茜草30克、共研细末，以不落水鸡肝3～4个和药末捣匀、为丸，绿豆大。

用法：每日早晚空腹服6～9克，米汤送服。

（二十四）大黄䗪虫丸（《金匮要略》）

主治：妇人内有干血，肌肤甲错，两目黯黑。

药品：大黄75克（酒蒸）、䗪虫30克（去头足、炒）、干漆30克（煅令烟尽）、黄芩60克（炒）、甘草90克、桃仁120克（去皮尖、炒）、杏仁120克（去皮尖、炒）、芍药120克、虻虫（去翅足、炒）45克、干地黄300克、水蛭100枚（炙黄）、蛴螬100枚（炒）。研为末，炼蜜和丸，如小豆大。

用法：每次酒服5丸，日服3次。

（二十五）当归补血汤（《卫生宝鉴》）

主治：气血俱虚。妇人血虚经闭。

药品：当归6克（酒洗）、黄芪30克。

用法：水煎，食前温服。

（二十六）柴胡疏肝汤（《统旨方》）

主治：怒火伤肝，左肋作痛，血菀于上。

药品：柴胡5克、川芎5克（童便浸、切）、白芍5克、枳壳5克（麸炒）、香附5克（醋炒），陈皮2.3克、炙草1.5克。

用法：清水二钟，煎至八分，食前温服、吐血加童便半钟。

二、带下类

（一）加味补中益气汤（经验方）

主治：冲任劳损，气血不足，脾胃虚弱。

药品：生黄芪9克，牡蛎9克（先煎）、党参6克、苍术6克（炒）、陈皮3克（炒）、黄柏3克（炒）、椿根皮3克、升麻2克，柴胡2克、炙草5克、木香1.2克、生姜3片、大枣2枚。

用法：水煎服。

（二）易黄汤（《傅青主女科》）

主治：黄带。

药品：山药30克、芡实30克、白果10枚、川黄柏3克、车前子3克。

用法：水煎温服。

（三）加味地黄汤（经验方）

主治：肝肾亏损，脾土虚弱，湿热带下。

药品：绿心豆90克、白果10枚、大枣10枚、熟地黄30克、淮山药12克、山萸肉12克、苡米仁12克、丹皮6克、泽泻6克，茯苓9克。

用法：水煎食远服。

（四）完带汤（《傅青主女科》）

主治：白带。

药品：白术30克（土炒）、山药30克（炒）、党参6克、白芍15克（酒炒）、车前子9克（酒炒）、苍术9克（制）、甘草3克、陈皮1.5克、黑荆芥1.5克、柴胡2克。

用法：水煎服。

（五）轻腰汤（《辨证录》）

主治：湿阻带下。

药品：白术30克、苡米30克、茯苓15克、防己3克。

用法：水煎服。

（六）二陈汤（见月经类）

（七）清带汤（《衷中参西录》）

主治：赤白带下。

药品：淮山药30克、龙骨18克（先煎）、牡蛎18克（先煎）、海螵蛸12克、茜草9克。（如单赤带加白芍6克、苦参6克；单白带加鹿角霜9克、白术9克）。

用法：水煎服。

（八）清肝止淋汤（《傅青主女科》）

主治：赤带。

药品：当归30克（酒洗）、白芍30克（醋炒）、黑小豆30克、生地黄15克（酒炒）、阿胶9克（白面炒）、牡丹皮9克、黄柏6克、牛膝6克、香附3克（酒炒）、红大枣10枚。

用法：水煎服。

（九）利火汤（《傅青主女科》）

主治：黑带。

药品：黄连9克、栀子9克（炒），刘寄奴9克，大黄9克、王不留行9克、茯苓9克、车前子9克（炒）、石膏15克、白术15克、知母6克。

用法：水煎服。

（十）萆薢分清饮（杨氏方）

主治：时下白浊，凝如糊膏，或小便频数。

药品：川萆薢、益智仁（盐水炒）、石菖蒲（盐水炒）、台乌药、甘草梢各等分。

用法：研粗末，每服12克，食盐一撮，清水一碗，煎至七分，食前温服。

三、胎孕类

（一）温经汤（见月经类）

（二）温冲汤（《衷中参西录》）

主治：妇人血海虚寒不育。

药品：生山药24克、紫石英24克（煅研）、当归12

克、乌附子6克，肉桂6克（去粗皮，研冲）、小茴香6克（炒）、桃核仁、鹿角胶6克（另炖冲）、补骨脂9克（炒捣）。

用法：水煎服。

（三）干姜人参半夏丸（《金匮要略》）

主治：妊娠呕吐不止。

药品：干姜30克、党参30克、半夏60克（汤洗），共研末，生姜汁糊丸、如梧桐子大。

用法：每服10丸，米汤送下，一日3服。

（四）桔皮竹茹汤（《医宗金鉴》）

主治：妊娠热呃呕哕。

药品：生姜3克、党参3克、黄连3克、桔红6克、竹茹9克、柿蒂7枚。

用法：水二钟，煎至八分，空腹温服。

（五）芎归汤（《医垒元戎》）

主治：胎前产后诸病。

药品：川芎6克、当归9克。

用法：水煎，加酒温服。

（六）胶艾汤（《金匮要略》）

主治：妊娠腹痛，胞阻，胎漏，小产下血。

药品：阿胶3克（后入溶化）、川芎3克、甘草3克、当归5克、艾叶6克、白芍6克、干地9克。

用法：水三碗，煎七分，温服。

（七）当归芍药散（《金匮要略》）

主治：妊娠腹痛及产后血晕。

药品：当归90克、川芎90克、白芍300克、茯苓120克、白术120克、泽泻240克。

用法：杵为散，每次9克，日3次，酒和服。

（八）泰山磐石散（《景岳全书》）

主治：妇人气血两虚，屡致流产。

药品：潞党参3克、炙黄芪3克、黄芩3克、当归3克、熟地2.7克、川芎2.7克、白芍2.7克、白术1.5克（土炒）、炙草1.5克、砂仁1.5克、糯米一撮。

用法：水煎服。妊娠四个月以内，每隔三、五日进一服。热者倍黄芩，减砂仁；胃弱者，多用砂仁，少加黄芩。

（九）寿胎丸（《衷中参西录》）

主治：滑胎。

药品：菟丝子120克（炒）、桑寄生60克、川续断60克、真阿胶60克。将前三味研细末，水化阿胶和为丸，每丸一分重。

用法：每服20丸，开水送下，日再服。气虚者加人参60克；大气下陷加生黄芪90克；食少者加炒白术60克；凉者加补骨脂60克；热者加生地60克。

（十）钩藤汤（《证治准绳》）

主治：妊娠八、九月，胎动不安，腹部作痛，产后发痉，口噤、背强。

药品：钩藤30克、当归30克、茯神30克、党参30克、桔梗45克、桑寄生15克。

用法：研细末，每服15克，清水二盏，煎至一盏，去渣温服。

（十一）羚羊角散（《济生方》）

主治：妊娠子痫，头项强直，语言蹇涩，口吐痰涎，不时发搐，不省人事。

药品：羚羊角3克（磨冲）、杏仁1.5克、苡米仁1.5克、酸枣仁1.5克（炒）、防风1.5克，独活1.5克、川芎1.5克、当归1.5克、茯神1.5克、木香0.8克、甘草0.8克。

用法：水煎，加生姜3片，温服。

（十二）紫苏饮（《类证普济本事方》）

主治：妊娠感冒发热，胎气不和，子悬腹痛，及临产惊恐气结不下。

药品：紫苏叶90克、大腹皮15克（洗）、党参15克、川芎15克（酒洗）、陈皮15克、白芍15克（酒炒）、当归22.5克、炙草22.5克。

用法：研为末，分三服，加生姜5片，葱白7寸，水煎温服。胎动不安，加苓、术。

（十三）二陈汤（见月经类）

（十四）八珍汤（见月经类）

（十五）参苏饮（《易简方》）

主治：妊娠及产后感冒风寒，头痛、咳嗽。

药品：党参22.5克、苏叶22.5克、干葛22.5克、前胡22.5克、半夏22.5（姜制）、赤苓22.5克、枳壳15克、桔梗15克、炙草15克。

用法：研散，每服6克，加生姜3片，红枣2枚，水煎，温服取汗。

（十六）善散汤（经验方）

主治：风寒袭肺，化燥伤津，咳嗽痰少。

药品：元参9克、麦门冬9克、天冬9克，茯苓9克、苏叶3克、甘草3克、款冬花1.5克。

用法：水煎温服。肺火盛者，加黄芩；痰黏者，加川贝。

（十七）射干麻黄汤（《金匮要略》）

主治：水饮伤肺，咳嗽，喉间作水鸡声。

药品：射干3克、麻黄3克（去节）、细辛2.3克、五味子2.3克、紫菀6克、款冬6克、煮半夏6克、生姜5片、大枣3枚。

用法：水煎温服。

（十八）麻杏石甘汤（《伤寒论》）

主治：无汗热喘。

药品：麻黄3克（去节）、甘草3克、杏仁9克、石膏24克。

用法：水煎服。

（十九）四君子汤（《和剂局方》）

主治：脾胃虚弱，食少不化，以及胎前产后诸病。

药品：党参6克、白术6克、茯苓6克、炙草3克、生姜3片、大枣2枚。

用法：水煎温服。

（二十）麦门冬汤（《金匮要略》）

主治：火逆上气，咽喉不利。

药品：麦门冬9克，党参6克、半夏6克、甘草3克、粳米1撮、大枣5枚。

用法：水煎服。

（二十一）分气饮（《证治准绳》）

主治：脾胃虚弱，胸膈不利，痰嗽少食。

药品：陈皮3克、茯苓3克、半夏3克（姜汁炒）、桔梗3克、大腹皮3克、紫苏梗3克、枳壳3克（麸炒）、白术3克（炒）、山栀3克（炒）、炙草1.5分。加生姜、大枣为引。

用法：水煎服。

（二十二）猪苓散（《金匮要略》）

主治：肾经虚热，小便短涩。

药品：猪苓、茯苓、白术各等分，杵为散。

用法：每服6克，米饮调下，每日3次。

（二十三）五苓散（《伤寒论》）

主治：膀胱热结，小便不利，烦渴，或水饮，水停，脐下悸。

药品：茯苓、猪苓，白术（炒）各24克，泽泻30克，桂枝15克，为粗末。

用法：水煎，分三次服。

（二十四）龙胆泻肝汤（李东垣方）

主治：肝经湿热，少腹作痛，小便短涩。

药品：龙胆草3克（酒炒）、柴胡3克、泽泻3克、车前子1.5克、木通1.5克、生地1.5克、当归1.5克（酒拌）、栀子1.5克（炒）、黄芩1.5克（酒炒）、甘草1.5克。研为粗末。

用法：水三大杯，煎至一杯，去渣，食前，温服。

（二十五）黄芩清肺饮（《证治准绳》）

主治：肺经阴虚火燥，口渴而小便不通。

药品：黄芩3克、栀子3枚（杵炒）。

用法：水煎，热服，探吐之，不应，加香豉一撮。

（二十六）导赤散（钱乙方）

主治：小肠热，口疮，小便赤涩，尿道作热淋不利。

药品：干地黄15克、小木通3克、甘草梢3克，研为末。

用法：每服9克，清水一钟，加淡竹叶20片，煎5分、食远，热服。

（二十七）生脉饮（《医录方》）

主治：妊娠胎热，伤及元气，汗出不止，口开作渴。

药品：西洋参（或北沙参）9克（另炖冲）、麦门冬9克、五味子3克。

用法：水煎温服。

（二十八）子淋散（经验方）

主治：妊娠小便淋涩作痛。

药品：麦门冬9克、大腹皮6克、云茯苓6克、甘草3克、木通3克、竹叶3克，研为粗末。

用法：水煎，去渣温服。

（二十九）五皮饮（《澹寮方》）

主治：四肢及皮肤浮肿。

药品：桑白皮（或五加皮）、茯苓皮（或地骨皮）、生姜皮、大腹皮、陈皮各等分。

用法：长流水煎，温服。

（三十）全生白术散（《全生指迷》）

主治：妊娠面目虚浮，如水肿状。

药品：白术30克、生姜皮15克、大腹皮15克、茯苓皮15克、陈皮15克，研为细末。

用法：每服6～9克，不拘时米饮调下，或清水煎，和渣服，日3次。

（三十一）鲤鱼汤（《千金方》）

主治：妊娠腹胀，或全身浮肿，胎有水气，小便赤涩。

药品：鲤鱼一尾（重约斤许，去鳞）、白术150克、茯苓120克、当归90克、芍药90克、陈皮3克（去白）、生姜7片，研为散。

用法：先煮鲤鱼至熟，取汁纳煎，滤过，空腹分五次服，如胎水未尽，腹闷未除，可再服。虚者加人参。

（三十二）四苓汤（《瘟疫论》）

主治：胃中湿热，胸闷胀痛，以及妇人妊娠，因湿热所阻，而小便不利。

药品：茯苓、猪苓、白术、泽泻各等分。

用法：水煎温服。

（三十三）六君子汤（《和剂局方》）

主治：脾胃虚弱，不能消化，胸腹胀满。

药品：党参6克、白术6克、茯苓6克、半夏6克、炙草3克、陈皮3克、生姜3片、红枣2枚。

用法：水煎服。

（三十四）佛手散（徐文仲方）

主治：女子经痛，月经不调；妇人胎前产后诸疾，胎动下血，横生倒产，子死腹中，产后崩中血晕。

药品：川芎60克、当归90克（酒拌），研为末。

用法：每服6克，清水一杯，黄酒2分，煎至7分，温服。

（三十五）保产无忧散（《傅青主产后编》）

主治：难产或胎动不安。

药品：当归2.3克（酒炒）、川芎2.3克（炒）、川朴2.3克（制）、祈艾2.3克（醋炒）、荆芥2.7克、黄芪2.7克、川贝3克（去心），菟丝子3克（酒泡），羌活1.6克、甘草1.6克、枳壳2克（炒）、白芍6克（炒）、生姜3片。

用法：水煎，空腹温服。孕妇难产，急煎与服。如怀孕7个月可预服一剂，8个月服2剂，9～10个月可各服3剂，临产自无危险。

（三十六）舒气散（《傅青主女科》）

主治：妊娠气逆难产。

药品：党参30克，当归30克（酒洗）、川芎15克、白芍15克（酒炒）、紫苏梗9克、淮牛膝9克、柴胡2.7克、葱白7寸。

用法：水煎服。

（三十七）古开骨散（《医林改错》）

主治：临产交骨不开。

药品：当归30克、川芎15克、龟板24克、血余灰3克。气虚者加重量黄芪。

用法：水煎服。

（三十八）补中益气汤（见月经类）

四、产后类

（一）加味生化汤（经验方）

主治：产后恶露未尽，少腹疼痛。

药品：当归24克、川芎12克、楂肉6克（炒）桃仁10枚、黑姜1.6克、炙草1.6、川楝5克（炒）、元胡5克（炒）。

用法：清水煎，加烧酒、童便各一杯和服。

（二）独参汤（《景岳全书》）

主治：妇人崩漏、脱血、血晕、难产，产后昏迷、喘急。

药品：吉林参15～30克（随人随证定之）。用法：加大枣5枚，或龙眼肉10枚，炖服。

（三）送胞汤（《傅青主女科》）

主治：产妇血少干枯，胞衣不下。

药品：当归60克（酒洗）、川芎15克、益母草30克、乳香30克、没药30克、荆芥穗9克（炒黑）、麝香0.015克（研冲）。

用法：水煎服。

（四）加味补中益气汤（见带下类）

（五）古没竭散（《医林改错》）

主治：胞衣不下。

药品：没药9克、血竭9克、研末。

用法：开水调服。

（六）生脉饮（见胎孕类）

（七）六味地黄汤（钱乙方）

主治：肾亏眩晕，腰膝酸痛及妇人经期不调。

药品；九蒸地24克（砂仁拌）、淮山药12克（炒）、山萸肉12克（酒炒）、丹皮9克（酒炒）、茯苓9克、泽泻9克（盐水炒）。

用法：水煎、食前服。肾虚眩晕加枸杞，甘菊；腰膝酸痛加牛膝、杜仲；经期不调，加香附（酒炒）、艾叶（醋炒）。

（八）归芍六君子汤（经验方）

主治：血亏及脾胃虚弱。

药品：六君子汤加当归、杭芍各9克。

用法：水煎服。

（九）异功散（钱乙方）

主治：久嗽不已，面肿气逆，脾胃虚弱，食欲不振。

药品：党参、茯苓、白术、甘草、陈皮各等分。

用法：每服9～12克，加姜、枣，水煎服。

（十）都气丸（《医学已任编》）

主治：肾水不足，喘嗽不得卧。

药品：六味地黄丸加五味子30克。

用法：每服15～20丸，开水送服。

（十一）瓜蒌散（《证治准绳》）

主治：产后妒乳。

药品：瓜蒌实一个，乳香3克。

用法：研匀，温酒冲服。

（十二）连翘汤（《证治准绳》）

主治：产后妒乳。

药品：连翘、防风、瞿麦、荆芥、木通、车前子、当归、柴胡、赤芍、滑石、蝉蜕、黄芩、栀子，甘草各1.6克。

用法：研细，加紫草1.6克，清水一盏半，煎至一盏，去渣，食前温服。

（十三）五苓散（见胎孕类）

（十四）猪苓汤（《伤寒论》）

主治：阴虚小便不利。

药品：猪苓、茯苓、阿胶、滑石、泽泻各3克。

用法：水二杯，煎一杯，入胶烊化温服。

（十五）肾气丸（《金匮要略》）

主治：妊娠转胞不得溺。

药品：干地黄240克、淮山药120克、山萸肉120克、茯苓90克、丹皮90克，泽泻90克、附子1枚（炮）、桂枝30克。共研细末，蜜丸，如梧桐子大。

用法：每服15～20丸，温酒送下，日服两次。

（十六）钩藤汤（见胎孕类）

（十七）黄芪桃红汤（《医林改错》）

主治：产后抽风，角弓反张，不省人事。

药品：黄芪240克、桃仁10克、红花6克。

用法：水煎服。

（十八）和血熄风汤（《衷中参西录》）

主治：产后风痉。

药品：当归30克、黄芪18克、阿胶12克、防风9克、荆芥9克、川芎9克、杭芍6克、红花3克、桃仁6克。

用法：水煎温服。

（十九）玉真散（《外科正宗》）

主治：产后破伤风，角弓反张，牙关紧急。

药品：白芷、天南星、白附子、明天麻、羌活、防风各等分。

用法：共研细末，每用6克，童便或烧酒调服。如有伤口，可用唾液调敷患处。

（二十）江鳔丸（《三因方》）

主治：破伤风邪入里，惊而抽搐，大便秘涩。

药品：天麻3克、雄黄3克、蜈蚣2条、江鳔1.6克、僵蚕1.6克（炒）、野鸽粪1.6克（炒）。共研细末，分作两份，一份饭丸如梧桐子大，朱砂为衣；一份加巴豆霜0.8克，饭丸如梧桐子大。

用法：用朱砂为衣丸20丸，加巴豆霜为丸一丸，二服加二丸，开水送下，便利为度，再服朱砂为衣。

五、崩漏类

（一）固冲汤（《衷中参西录》）

主治：妇女血崩。

药品：白术30克（炒）、黄芪18克，龙骨24克（煅捣细）、牡蛎24克（煅捣细）、山萸肉24克（去核）、杭芍12克、海螵蛸12克（捣细）、茜草9克、棕榈炭6克、五倍子6克（轧细，药汁送服）。

用法：水煎服。热者加大生地30克；凉者加乌附子9克。

（二）固本止崩汤（《傅青主女科》）

主治：血崩昏晕，属于虚火者。

药品：熟地黄30克、白术30克（炒）、黄芪9克、党参9克、当归15克（酒洗）、黑姜6克。

用法：水煎服。

（三）胶艾汤（见胎孕类）

（四）四物汤（见月经类）

（五）归脾汤（见月经类）

（六）六味地黄汤（见产后类）

（七）凉血地黄汤（李东垣方）

主治：妇人肾虚，不能镇守相火而血崩。

药品：生地黄1.6克，当归尾1.6克、黄连0.6克、黄柏0.6克、知母0.6克、藁本0.6克、川芎0.6克，升麻0.6克、红花少许，柴胡0.3克、防风0.3克、羌活0.3克、黄芩0.3克、细辛0.3克、荆芥穗0.3克、蔓荆子0.3克、炙甘草0.3克。研粗末。

用法：水煎温服。

（八）升阳益胃汤（李东垣方）

主治：妇女经水不调及血崩不已，或血脱后，脉弱。

药品：补中益气汤加神曲5克、黄芩1.6克。

用法：研粗末，每服9～15克，清水煎，去渣热服。

（九）补中益气汤（见月经类）

（十）金锁正元丹（《和剂局方》）

主治：肾气不足，气短，肢怠，一切虚损。

药品：五倍子240克、补骨脂300克（酒炒）、肉苁蓉500克（焙）、巴戟天500克（去心）、胡芦巴500克（炒）、茯苓180克、白龙骨60克（煅、另研）、朱砂90克（另研、水飞），研末，米糊为丸，梧桐子大。

用法：每服20丸，空腹时用温酒或淡盐汤送服。

六、症瘕、积聚类

（一）消积保中丸（《沈氏尊生书》）

主治：痞块、食症。

药品：白术90克、陈皮60克、半夏30克、茯苓30克、香附30克（醋制）、莱菔子30克、白芥子30克、黄连30克（姜制）、栀子30克（姜制）、神曲30克、槟榔21克、三棱24克（醋制）、莪术24克（醋制）、麦芽18克、干漆15克、青皮12克（香油炒）、砂仁12克、木香9克、阿魏9克。生姜汁和酒煮，米糊为丸，梧桐子大。

用法：每服40～50丸，开水送下。

（二）理冲汤（《衷中参西录》）

主治：妇女经闭，或产后恶露不尽，及症瘕、积聚等。

药品：生黄芪9克、三棱9克、莪术9克、鸡内金9克、生山药15克、天花粉12克、知母12克、党参6克。

用法：水三钟，煎至将成，加好醋少许，滚数沸服。

（三）香砂六君子汤（《时方歌括》）

主治：脾胃虚弱，不能运化。

药品：六君子汤加木香、砂仁各3克。

用法：水煎服。

（四）消积丸（《疡医大全》）

主治：痞积、食症。

药品：广皮30克、三棱30克、莪术30克、槟榔30克、青皮30克、枳实30克、莱菔子30克、麦芽30克、草豆蔻30克、厚朴45克、山楂45克、神曲60克、木香27克，为末，砂糖和丸，每丸重3克。

用法：每服1丸，空腹开水调下。

（五）乌药散（《妇人大全良方》）

主治：食症，妇人血气攻心痛。

药品：乌药、莪术（醋炒）、桂心、当归（炒）、桃仁、青皮、木香各等分，研为末。

用法：每服6克，热酒调下。

（六）血症丸（《沈氏尊生书》）

主治：血症。

药品：五灵脂15克、大黄15克、甘草梢15克、桃仁泥15克、生地黄21克、牛膝12克、肉桂6克、元胡18克、三棱9克、莪术9克、川芎9克、琥珀3克、乳香3克、没药3克。研为细末，酒煮，米糊和丸。

用法：每服3克，壮盛者5克，开水送下，消过半即止。

（七）理冲丸（《衷中参西录》）

主治：妇女经闭，症瘕、积聚。

药品：水蛭（不用炙）30克、生黄芪45克、三棱15克、莪术15克、当归18克、知母18克。共研细末，炼蜜为丸，梧桐子大。

用法：每次6克，开水送服，早晚各服1次。

（八）桂枝茯苓丸（《金匮要略》）

主治：妇人宿有症病。

药品：桂枝，茯苓、丹皮、桃仁（去皮尖）、赤芍各等分。研为细末，炼蜜和丸，如望月砂大。

用法：每日饭后服1丸，不知，加至3丸。

（九）桃红四物汤（《医宗金鉴》）

主治：妇女经闭，血症、淤积作痛等。

药品：四物汤加桃仁9克、红花6克。

用法：水煎温服。

（十）失笑散（《和剂局方》）

主治：月经不调，或淤结少腹急痛，或胎前产后血晕、血崩，或产后心腹绞痛，或血迷心窍，不省人事。

药品：五灵脂9克（净研，酒澄清炒），蒲黄9克（净，半生、半炒）。研为末。

用法：每服6～9克，先以醋调熬成膏，再入清水一盏，煎至七分，食前热服。

（十一）大七气汤（《济生方》）

主治：积聚、症瘕，腹痛上气。

药品：三棱45克、莪术45克、青皮45克、陈皮45克、藿香45克、桔梗45克、肉桂45克、益智45克、香附45克（炒）、炙草5克。研粗末。

用法：每服15克，水二盏，煎一盏，露一宿，清晨空腹温服，服后腹痛，当下恶物，下尽，用温粥止之。

（十二）桃仁承气汤（《伤寒论》）

主治：经闭蓄血，或淤血积聚而有邪热。

药品：桃仁16枚、大黄12克、甘草6克，桂枝6克、芒硝6克（后入）。

用法：水煎温服。

（十三）苏合香丸（《和剂局方》）

主治：骨蒸、惊痫、中风、痉厥、昏迷、僵仆等。

药品：苏合香15克（白色者佳，入安息香膏内）、丁香、安息香（另为末，飞去沙土，用无灰酒熬膏）、青木香、白檀香、沉香（另研极细末），荜拨、香附（炒、去毛）、诃黎勒（煨取肉）、乌犀角屑（另研极细）、朱砂（水飞，一半为衣）各30克、熏陆香（另研）、龙脑（另研）各15克、麝香（另研）22.5克（一方加白术，去自檀香、荜拨、诃黎勒。一方无诃黎勒有白术。一方无荜拨，有白术）。研为细末，入另药和匀，用安息香膏并炼，白蜜和丸，如芡实大（约重8分），朱砂为衣，蜡壳封护。

用法：每服1丸。中风、昏迷，惊痫、不省人事，薄荷汤送下。卒暴、心痛、霍乱吐泻，淡姜汤下。惊风、吐乳，灯心汤下。

（十四）膈下逐淤汤（见月经类）

（十五）保和丸（朱丹溪方）

主治：食积、酒积，胸膈痞满。

药品：山楂肉60克、半夏30克（姜制）、橘红30克（炒）、麦芽30克（炒）、茯苓30克、连翘15克、莱菔子15克（炒）。研末，神曲糊丸，如梧桐子大。

用法：每服10克，开水送下。

（十六）越鞠丸（见月经类）

（十七）香砂枳术丸（张洁古方）

主治：胸膈胀满，气滞，食滞，痰滞。

药品：木香30克、砂仁30克、枳实30克（麸炒）、白术60克（土炒）。共研末，荷叶包陈米煎汤泛丸，如梧桐子大。

用法：每服10克，开水送下。

（十八）攻积丸（《沈氏尊生书》）

主治：诸积。

药品：吴茱萸30克、干姜30克、肉桂30克，川乌30克、黄连24克、槟榔24克、茯苓24克、厚朴24克、枳实24克、菖蒲24克、党参24克、沉香24克、桔梗24克、琥珀24克、元胡24克、半夏曲24克、巴豆霜15克（另研）。研细末，用皂角子煎汁泛丸，如梧桐了大。

用法：每服2.6～3克，姜汤送下。

（十九）助气丸（经验方）

主治：痞块。

药品：三棱1000克（湿纸包煨，切片）、莪术1000克（湿纸包煨，切片）、青皮450克、陈皮450克、白术450克、枳壳300克（麸炒）、槟榔300克、木香300克。研末。米糊为丸，梧桐子大。

用法：每服50丸，开水送下。

俞介庵临证经验集

目　录

题俞介庵先生著作诗二首

闽融　倪运藻

（一）

业医六纪自成家，经验精纯蔑以加。
八二考终名不朽，追思妙手曷胜嗟。

（二）

暮年未忍秘良方，善念碑手众口香。
治病救人贻惠广，竟将遗录永珍藏。

前　言

俞介庵先生为我县著名老中医，行医五十余载，临床经验丰富，生平勤于治学，手不释卷，唯因诊务繁忙，撰写不多。《医案》及《治验录》都是先生临证治验的笔录，其中大多散佚，今所集的百不及一，现仅存《医案》五十三例，《治验录》二十一则，钞辑成帙，名曰《俞介庵临证经验集》。兹值先生逝世二十五周年，特整理付梓，公诸同好，亦以纪念先生对祖国医学之贡献。

本集采用体例，根据具体事实，在辨证论治和处方用药，都以先生所记述，关于病情减轻或痊愈，认为有疗效，作为选稿的标准。内容以内科为最多，妇科和儿科次之，内科以杂病较多，温热暑湿证较少，由于先生晚年步履欠健，因此、多为门诊病例。

先生治学不偏宗一家之言，举凡《伤寒》《金匮》以及金、元、明、清诸家学说兼容并采。如妇科则宗傅氏（青主）、叶氏（天士）、陈氏（修园）等；儿科则宗钱氏（仲阳）、夏氏（禹铸）、孟氏（介石）等；内科杂病则《金匮》之外，如东垣、丹溪、景岳、清任，以及钱镜湖的《辨证奇闻》和张锡纯的《医学衷中参西录》；至于温病、时病则河间、又可、天士、鞠通、少逸之外，旁及近代林德臣的《秋疟指南》等。所以临证治病，灵活运用，引方广泛，不拘一书一说。

本集首先在辨证方面，先生在案中虽多以脉证方药并叙，有时或叙证遗脉，但已掌握了“随证处方，按方用药”的环节。

本集仓卒付梓，错漏难免，请同道们指正。

福清中医学会学术组织

1984年8月15日

第一篇　医案

俞介庵纂著
俞慎初编按

第一章　内科

第一节　时病类

一、感冒案

（一）感冒风邪

林××，男，54岁，住下施井。

原因：劳役过度，感冒风邪，侵犯肺胃。

症状：咳嗽痰白，胸闷不舒，饮食减少，周身酸痛，腰部较甚，二便均利。

诊断：脉浮缓，苔薄白。风邪外袭，首先犯肺，发为咳嗽；邪束于表，则周身酸痛；犯及胃腑，则胸闷食减。

疗法：宜宣肺导痰开胸为主，拟予加减温胆汤

处方：竹茹6克、枳壳3克、蒌皮9克、象贝6克、赤苓6克、煮夏5克、桑叶9克、杭芍9克、杏仁10枚、秦艽5克、朴根3克、水煎服。

复诊：三月十八日，服方后，咳嗽虽减，唯夜间突发寒热，呕吐，便泄，溲利。投参苏饮加味。

处方：党参5克、苏叶3克、陈皮3克、枳壳3克、前胡3克、煮夏5克、云苓6克、葛根5克、木香1克、桔梗2克、粉草2克、生姜3片、红枣2枚。水煎服。

三诊：三月十九日，服药后，诸症均减，拟予调中益气汤加减。

处方：党参6克、生芪9克、苍术6克、木香3克、柴胡2克、川麻2克、会皮3克、炙草3克、续断6克、防风3克、生姜3片、红枣2枚。水煎服。

四诊：三月二十日，服前方后，腰痛已瘥，二便正常。

处方：桂枝梢5克、杭芍5克、当归5克、川芎3克、炙草3克、川朴5克、杏仁10枚、桑枝6克、生姜3片、红枣2枚。水煎服。

效果：三月二十一日，服药后，恢复健康。

（二）久患风疹

林××，男，33岁，住福清一中。

病因：童年夙患风疹，及壮愈多，冒风辄发。

症状：皮肤疹快，瘙痒不耐，见风即起，复被取暖则退，时阅三月，流连不愈，经服西药无效，食量二便如常。

诊断：脉息浮缓，舌苔薄白，卫气不固，风湿为患，搔痒无定。

疗法：调卫气，祛风湿为主，应用玉屏风散加味。

处方：北黄芪9克、白术9克、防风2克、荆芥2克、赤芍6克、白藓皮6克、蝉衣3克、连翘6克。水煎服。

效果：服两剂后，疹已消退。

按：防风之善驱风，得黄芪以固表，则外有所卫；得白术以固里，则内有所守。风邪既去而不能复入，无邪气留连之患，加以荆芥、蝉衣、白藓皮之驱风祛湿；赤芍、当归之润燥活血；连翘之清热解毒；配合应用，相得益彰。

（三）冬温衄血

俞××，男，20岁，住梧屿村。

病因：劳力过度，患感非时之气，酿成冬温，误汗之后，火邪上炎，迫致衄血。

症状：发热，鼻衄，大便先结后溏，小溲赤。

诊断：脉数，舌绛。症由误汗，气分之邪虽戢，而血分之邪炽张，致心火妄动，肾因心火之侵，上迫肺金，血乃逆行，从鼻而溢。

疗法：应以清热透邪，滋水制火之法。

处方：麦门冬45克、元参30克、生地15克、白茅根30克、连翘6克、银花6克、丹皮5克、黑栀皮5克。水煎服。

复诊：一月四日，投清热透邪，滋水制火之剂，在未服药前突发胸中剧痛，脘阻不饥，衄多，便闭，溲赤。须防伤津，津伤则火愈炽，火愈炽则血流不止，拟予清热保津法。

处方：生地黄12克、贡寸冬12克、香连翘9克、天花粉6克、霍石斛9克、人参叶3克、白茅根30克。水煎服。

三诊：一月六日，投前方后，便通，瘦赤，食能知味，衄尚未止，重用止衄汤，以滋水制火。

处方：生地黄30克、贡寸冬90克、黑元参60克。水煎服。

四诊：一月七日，服止衄汤后，衄止，体温不及，夜卧多汗，尿道灼痛，拟予都气汤加吉林参，以善其后。

处方；九蒸地12克、淮山药6克、山萸肉6克、云茯苓5克、粉丹皮5克、建泽泻5克、五味子2克、吉林参3克。水煎服。

按：第一方之用麦门冬以清心肺之火；生地、玄参以解其肾中遏抑之火；加之丹皮、茅根，凉血而泻火；银、召、栀皮，清热而透邪，则火可退，而热可清，火退热清，而肺气自顺，气逆既顺，而血自归经矣。继用清热保津法、滋水制火法，清火热以保其津，末用都气汤加吉林参而理其后。

二、疟疾案

（一）久疟

吴××，女，27岁，住溪尾村。

病因：去年三月右腋生疽，服消散药而愈。病后未加调理以致气血俱虚，月经愆期，九月沾患疟疾，愈而复发，缠绵迄今。

症状：但寒不热，时发时止。发时恶寒，厚被不解，全身酸痛，食欲欠佳。

诊断：脉沉迟，舌苔白。面容憔悴，久疟之后，其气必虚，脾寒不运，致食欲欠佳。

疗法：疟后气虚，单寒不热，法宜温中养胃。

处方：潞党参6克、土炒术6克、云茯苓5克、炙甘草2克、炒陈皮3克、煨草果3克、红大枣3枚、北生姜3片、乌梅肉3枚。水煎服。

复诊：投养胃剂两服，寒减，便利，食仍少纳，与补中益气汤佐以消导。

处方：党参3克、炙芪5克、白术3克、北柴1克、升麻3克、会皮2克、炙草3克、老姜3片、红枣2枚、荷叶3克、谷芽5克。水煎服。

效果：服药两剂，请症已平。

按：草果辛温，入脾胃两经，盖以祛中枢之寒气，而驱其寒疟之邪；乌梅味酸性温，入肺脾之药，藏器取其能祛痰疟，久疟多痰，此药力能胜之，而异功之补中益气，以振脾阳，因脾属阴土，而司运化，其性恶湿喜燥，得阳则运。若脾阳不振，则运化失职，必致里湿不化，而发生痰疟病变，白术、陈皮固其宜矣，且党参、甘草之补中，茯苓之渗湿，功效益著。

（二）时疟

林××，女，45岁，住里美下店村。

病因：感染时疟，邪伏募原，湿阻中焦，缠绵两周。

症状：寒多热少，微有汗出，胸闷欲呕。

诊断：脉关部带弦，舌苔薄糙，症属邪伏募原，湿阻中焦致胸闷欲呕。

疗法：以宣透募原法为主。

处方：川朴根3克、花槟榔5克、酒黄芩3克、草果仁3克、煮半夏5克、粉甘草2克、生姜3片。水煎服。

复诊：服前方，恶寒未解，心烦不寐，胸胁苦满，微渴，略嗽，便溏，溲利，改与柴胡桂姜汤。

处方：北柴胡2克、桂尖2克、干姜1克、栝蒌根3克、黄芩2克、炙草1克、牡蛎1克、清水煎，去渣再煎服。

三诊：投柴胡桂姜汤后，反无恶寒，较安寐，唯饭后仍觉冷，咳嗽减少。

处方：绿枳壳6克、栀子7枚、淡豉9克、赤苓6克、瓜蒌皮9克、象贝母6克、竹茹6克、连翘6克、青蒿叶3克、青皮2克。水煎服。

效果：服药后，诸症告平。

按：此证先投宣透募原法，以草果辛温，能驱寒邪，槟榔攻破，搜除疟邪；半夏之化痰止呕；黄芩之解热和里；朴根、藿香之芳香化浊；募原之邪可透。次投柴胡桂姜汤，以柴胡和少阳之阳，即以黄芩和里；用桂枝和太阳之阳，即以牡蛎和里；干姜和阳明之阳，即以栝蒌根和里；而柴胡、桂枝、黄芩并转少阳之枢，而达太阳之气，牡蛎则启厥阴之气，以解胸胁之结，栝蒌根引水液上升，而止口渴，且用甘草调和阴阳而理中气，和之得其当，则功效益著。后以栀豉温胆汤加味收功，其处方用药至为合拍。

（三）伏邪发疟

何××，男，41岁，住塔石村。

病因：据诉病延四十余天，始由劳作感冒，迫致左足肿坠不痛，近以劳作不辍，重感又发，缠绵十余天。

症状：脉浮缓而不显，舌苔薄糙，症属伏邪为犯，感风挟暑而发。

疗法：以清热搜邪法为主，合三子养亲汤、二陈汤治之盖肃肺金以化痰源。

处方：青蒿叶6克、连翘壳6克、薏仁15克、云茯苓9克、煮夏5克、川贝母5克、广化皮3克、霜桑叶

9克、枇杷叶9克、光杏仁6克、紫苏子5克、白芥子5克。水煎服。

复诊：服前方二剂后，诸症悉减，唯尚有寒热咳嗽，呼吸不舒，便通，溲利，仍宗清热搜邪法变方。

处方：青蒿叶5克、连翘6克、赤苓6克、苡仁15克、杏仁9克、紫苏子5克、芥子5克、莱菔子5克、白蔻仁2克、桑叶9克、枇叶9克。水煎服。

效果：服药后，诸症平息。

第二节　喘咳类

一、咳嗽案

（一）肺热咳嗽

黄××，男，20岁，住波兰桥头村。

病因：外邪袭肺，肺中郁热，发为咳嗽。

症状：咳嗽痰少，口渴，食循，便结偶溏，小溲短赤。

诊断：脉浮而数，舌绛，症属外邪袭肺，热则咳嗽痰少而渴；且肺与大肠相表里，而肺热下迫，则便结偶；金为水母，而肺热下注，则小溲短赤。

疗法：宜清润宁嗽为主。拟予宁嗽汤。

处方：苏叶3克、甘草3克、花粉3克、天冬3克、款冬3克、桔梗9克、生地9克、寸冬15克。水煎服。

复诊：三月十一日，服宁嗽汤二剂后，嗽减未除，早晨头痛，便偶溏，溲赤。

处方：苏叶6克、元参9克、云苓9克、寸冬9克、天冬9克、川贝3克、甘草3克、枯茶3克、款冬2克。水煎服。

三诊：三月十三日，服前方两剂后，咳嗽大减，唯夜不安寐，心胸怔忡，头觉晕，腹偶痛，便下溏红而不爽，肛门有灼感，溲赤。

处方：冲潞参15克、元参15克、寸冬15克、云苓9克、柏子9克、丹皮9克、丹参6克、煮夏3克、莲心3克、枣仁9克。水煎服。

四诊：三月十五日，服柏莲汤后，怔忡瘥，腹痛减，头晕未除，便溏红，肛门仍觉灼感，溲短赤。

处方：生地黄18克、骨淮山9克、石枣9克、泽泻6克、粉丹皮6克、桑叶9克、杭芍9克，甘菊5克、元参9克。水煎服。

五诊：三月十七日，服六味地黄汤加减两剂，头部偶晕小溲短赤，便下溏黄。

处方：贡寸冬30克、赤茯苓15克、车前子9克、莲子9克、薏仁15克、川芎3克、白芷2克、荷边6克。水煎服效果：服前方后，诸证均瘥。

（二）痰嗽夹血

陈××，男，66岁，住西亭村，

病因：月前因患外感，恶寒发热，现寒热暂除，但外邪未罢。

症状：喘嗽气急，痰中夹血，饮食二便如常。

诊断：脉浮而滑，舌苔薄白。症属外邪未尽，肺络受损，以致迫血。

疗法：宜祛邪润肺、定喘宁嗽为主。

处方：苏叶3克、麻黄3克、甘草3克、天冬3克、款冬3克，桔梗9克、生地9克、寸冬15克。水煎服。

复诊：三月十三日，投宁嗽汤加味两剂，喘嗽减轻，夹血未瘥，有时寒热。

处方：干地黄30克、贡冬15克、川贝3克、元参15克、云苓9克、苏子3克、地骨9克、沙参9克、黑荆穗3克。水煎服。

三诊：三月十六日，服前方两剂后，夹血止，寒热退，喘嗽未除。

处方：白果10枚、麻黄5克、款冬5克、煮夏5克、桑白皮3克（炙）、苏子3克、杏仁3克、甘草2克、酒芩3克。水煎服。

效果：服加味定喘汤两剂，喘嗽已平。

二、气喘案

（一）疟后喘嗽

洪××，男，28岁，住芦院村。

病因：去年秋天，因患疟疾，疟后寒邪袭肺，湿阻中焦。

症状：喘嗽多饮，呼吸不舒，便溏，溲利。

诊断：寒邪袭肺，则喘咳多饮；湿阻中焦，则大便溏泄。脉象带滑，舌苔薄白。

疗法；温散肺中寒邪，兼以平喘宁嗽为主。予小青龙汤加减。

处方：杭芍3克、桂尖2克、煮夏3克、干姜2克、细辛2克、云苓9克、朴根3克、光杏6克、炙草2克、苏子5克。水煎服。

复诊：三月十五日，服小青龙汤加减三剂，喘嗽瘥，便带溏，溲微赤，仍就前法加减。

处方：桂尖3克、杭芍3克、炙草3克，麻黄3克、北姜3克、细辛2克、五味3克、煮夏3克、石膏9克。水煎服。

三诊：三月十九日，投小青龙汤加减二剂，喘嗽减轻，尚有怔忡，便溏。

处方：潞党参6克、代赭石9克、飞龙骨9克、左牡蛎9克、淮山药8克、苏芡实8克、石枣肉9克、杭白芍

6克、紫苏子3克。水煎服。

四诊：三月二十二日，投参赭镇气汤三剂，喘嗽已瘥，怔忡亦除，唯便溏日下二、三次，小溲微赤。

处方：九蒸地18克、骨淮山9克，石枣肉9克、赤茯苓6克、建泽泻6克、粉丹皮6克、五味子3克、寸麦门冬15克。水煎服。

效果：服都气汤加麦门冬，诸症均瘥。

（二）肝肾两虚气喘

梁××，男，29岁，住波兰村。

病因：去夏因患重病之后，以致肝肾两虚，发生腰痛，今春转为气喘。

症状：喘逆劳则加剧，逸则稍平。有时咳嗽无痰。

诊断：重病之后，肝肾既虚，肾气不纳，导致喘逆。按脉沉细，舌苔带绛，沉为在里，细为虚象，绛为阴耗。

疗法：应两补肝肾，佐以纳气。

处方：台党参30克、熟地黄30克、破故纸2克、抱木神15克、贡寸冬15克、胡桃仁4枚、山萸肉9克、巴戟天9克、紫苏子3克、生姜片3克。水煎服。

复诊：服前方二剂后，喘气稍平，予参赭镇气汤。

处方：台党参12克、代赭石18克、龙骨18克、牡蛎18克、萸肉18克、杭芍12克、淮山15克、芡实15克、苏子6克。水煎服。

效果：服药后，喘定气平。

（三）疟痢并发喘咳

吴××，女，51岁，住油塘村。

病因：患胃病呕酸已三、四年，去秋沾疟断后，转致疟痢，夏感寒邪，并发喘咳。

症状：气喘，咳嗽，咯痰稀白，胸满不舒，甚则胃痛呕吐，饮食减少，二便均利。

诊断：脉沉而滑，舌苔薄白。疟邪未罢，遽截致痢，复感寒邪则肺气不宣，痰饮停积，致脉沉而滑。

疗法：宜解表邪以散肺寒，使下行以逐痰饮。以加减小青龙汤为主，本方去麻黄加萸、连，因其有呕吐之故。

处方：桂尖3克、杭芍3克、煮夏3克、云苓9克、炙草2克、北姜3克、细辛2克、五味2克、吴萸2克、黄连3克、杏仁10枚

复诊：三月十九日，服加减小青龙，喘咳均瘥，胃痛未发，食循，二便利。

处方；苏叶3克、甘草3克、花粉3克、天冬3克、款冬3克、桔梗3克、生地9克、寸冬15克。水煎服。

三诊：三月二十一日，服宁嗽丹，午后复发，寒重热轻，汗多，头痛，腹疼，便溏黏浊。

处方：槟榔5克、川朴3克、草果3克、煮夏5克、象贝5克、秦皮5克、白头翁3克、黄连5克、黄柏5克、

藿香3克。水煎服。

四诊：三月二十二日，服宣透膜原法与白头翁汤合剂，寒热未发，腹痛亦瘥，喘咳略减。

处方：杭芍3克、桂尖2克、炙草2克、煮夏3克、北姜2克、细辛2克、五味2克、云苓9克、朴根5克、杏仁10枚。水煎服。

五诊：昨投加减小青龙汤，寒热未发，喘咳亦减，腰部酸痛，二便均利。仍照前方加减。

处方：杭芍3克、桂尖3克、炙草3克，煮夏3克、北姜3克、细辛2克、五味2克、云苓9克、白术9克、杏仁10枚。水煎服。

六诊：三月二十四日，服前方两剂后，寒热已除，气喘大瘥，咳嗽未已。仍守前法出入。

处方：杭芍3克、桂尖3克、炙草3克、北姜3克、细辛2克、五味2克、云苓9克、杏仁10枚、款冬5克、紫菀5克。水煎服。

效果：四月三日，服方三剂后，喘咳悉平。

第三节　胃肠病类

一、胃病案

（一）伤食久泻

陈××，男，46岁，住平潭田中。

病因：始由冒雨，误吃冷粥，伤食积滞，枢运失职，流连两载。

症状：午后腹胀，呕酸作痛，甚则食物不化，大便溏泄，溲短偶赤，口燥不渴。

诊断：脉弦动，舌质胖，苔薄糙。此乃伤食之后，枢运失职，木乘土病，每致食物不化，大便溏泄。

疗法：健运脾胃，旋枢降逆为主，以戊己汤加味。

处方：台党参6克、白术9克、赤苓9克、广皮2克、酒芍9克、吴萸2克、黄连3克、煮夏5克、麦芽5克、鸡内金3克。水煎服。

效果：叠服数剂，诸症悉减。

（二）湿热结胸

郑××，男，20岁，住东刘村。

病因：病发六天，始由发作冒雨受湿，复感风邪，推拿后汗出未解，湿阻化热。

症状：近三日每夜畏冷，饥不欲食，食则积滞，胸部按之略痛，口渴，吐沫，便闭五、六天未通，小溲短赤。

诊断：脉浮而滑，舌苔薄白，冒雨之后，湿热郁结中焦致胸膈阻滞。

疗法：除湿热，散郁结为主。应用小陷胸汤加味。

处方：黄连3克、半夏6克、栝蒌9克、竹茹6克、枳壳3克、厚朴5克、藿香3克、广皮3克、赤苓9克、杏仁6克、瓜络3克、桑枝9克，水煎服。

效果：服药两剂，诸症均瘥，后以藿香正气散加减调理之。

按：方中用黄连之苦寒以清胃，半夏之辛温以燥湿，栝蒌之凉滑以降胃中之痰滞。加以竹茹之除烦止呕，枳壳之宽胸利膈，厚朴之温中下气，藿香之升清降浊，广皮之理气健胃，赤苓之渗湿导水，杏仁之镇咳宣肺，瓜络之通络止痛，桑枝之祛风除痹。则湿热除而郁结自散矣。

（三）火迫吐血

陈××，男，47岁，住湖滨下。

病因：夙患胃病，素吃辛温之品，致胃火炽盛，伤及胃络。

症状：胃痛已久，至夏则瘥，初下黑粪，前六天突呕吐血块，先后四次，计约八碗，遍身发热，饥不多食，入某医院，注射盐水及止血剂，血仍未止，热犹不退，便下两次，小溲颇利，口渴喜饮。

诊断：察其舌糙而带燥。按其脉弦而带数，右部较缓。肝藏血，脾统血，且脾与胃相表里，肝气横逆，则失其藏血之职；胃经火炽，而脾亦失其统摄之权；致迫血妄行，下注则便血，上逆则吐血。

疗法：应泻胃经之火，并以止血，凉血、存津为主。

处方：生地黄18克、杭芍12克、丹皮6克、黑栀子7枚、升麻2克、藕节15克、茅根15克、元参15克、寸冬15克。水煎服。

并以藕节30克，茅根30克代茶。

复诊：服前方后，吐血已止，口渴稍减，脘阻少食，大便秘结，溲利带红。以泻火救津为主。

处方：北沙参9克、寸冬9克、生地黄12克、北枸杞6克、当归5克、杭白芍9克、川楝子6克、丹皮3克、黑栀子7枚。水煎服。

三诊：六月二十日，服前药后，热退渴止，勉强坐立则感头晕、耳鸣，肢酸，大便初带黑色，后即转黄，脉滑，舌苔焦黄旁白。以清肺养胃为主。

四诊：六月二十三日诊，诸症已瘥，仍以养胃为主，调理而愈。

处方：北沙参9克、寸冬9克、扁豆9克、玉竹6克、杭芍6克、桑叶6克、木瓜5克、云苓5克、炙草2克。水煎服。

（四）阳明协热下利

吴××，男，16岁，住利桥岭顶厝。

病因：风热为患，邪入阳明，致发热下利。

症状：四日前发热，头痛，口渴，微汗，大便溏泄，小溲色赤。

诊断：脉数，苔黄。此乃阳明协热下利之候。

疗法：宜解肌清里为主。拟用葛根芩连汤。

处方：葛根12克、黄芩3克、黄连3克、甘草3克、元参6克、麦门冬9克、赤苓9克、滑石12克、建茵陈6克。水煎服。

复诊：服葛根芩连汤加味，热退症瘥。误吃硬米为糊，致以食复，昨晚再发，松热有汗，至晓始退，胸中懊侬，大便未下，小溲通畅。以辛凉透邪，佐以涤烦消导之品。

处方：枳壳6克、栀子6克、淡豉9克、竹茹6克、云苓6克、荷边6克、连翘5克、桑叶6克、甘菊3克、白芷2克。水煎服。

效果：服两剂后，热退症瘥。

按：本例用葛根参连汤，以葛根之甘辛，以解肌热，其气轻清，以鼓舞胃气上行，津液得以输布，故功能止渴；以芩连之苦寒，有泻火燥湿之能，适用于湿热所引起之疾患，如此方以芩连合用，以治下利。盖其外有风热，葛根能解之，津液不克输布，葛根能止之；湿热内盛以下利，芩连能燥湿而清里热；加以甘草之和中，元参之降火，麦门冬之生津，赤苓、滑石、茵陈之渗利湿热。其表里之热可得而解矣。

（五）胃脘痛

江××，男，26岁，住城关三角埕。

病因：操劳过度，饥饱失时，以致中气虚弱。

症状：胃脘疼痛，饥时较甚，噫气频频，呕吐吞酸，大便时溏。

诊断：脉象带弦，舌苔薄白。弦为木旺，肝气横逆，脾虚受侮，因之作痛噫气。

疗法：补中降逆，佐以消运。投以代赭旋复与戊己汤合剂。使脾土得健，而肝气可平。

处方：潞党参6克、代赭石9克、旋复花5克（包）、云茯苓9克、煮半夏6克、酒白芍6克、川楝子6克、生麦芽6克、吴茱萸2克、川雅连2克。水煎服。

复诊：三月十四日投代赭旋复与戊己汤合剂服后有瘥。午后复觉微痛，咽喉窒塞，大便未下，小溲颇利。仍就前法加减。

处方：潞党参6克、代赭石9克、旋复花5克（包）、云茯苓9克、煮半夏6克、广化皮2克、杭白芍6克、川楝子6克、生麦芽6克、檀香3克、砂仁3克，水煎服。

效果：服前方两剂后，便通痛减，仍就原方出入而调理之。

（六）脘痛兼下痢

翁郑氏，女，45岁，住五里桥。

病因：桂末时疟误截，邪陷缠而不瘳，下迫成痢。

症状：下痢流连，脘痛呕酸，口不甚渴，面浮，食少。

诊断：脉沉弦，舌苔糙。木乘侮土，脾失健运。

疗法：呕酸有属寒属热，本症属热则由于肝火上逆，故以降火为主。

处方：吴茱萸2克，黄连3克、白芍9克、竹茹6克枳壳3克、甘草2克、茯苓6克、姜半夏3克、陈桔皮2克、炒银花6克。水煎服。

效果：服两剂后，痛减酸除，下痢亦少，再与前方进退，嘱服数剂，以善其后。

按：左金丸之用萸连有燥湿降火之能；温胆汤之用竹茹，其味甘性寒，除烦止呕，可泻肝胃之火；半夏、桔皮之降逆燥湿，白芍之平肝，甘草之和中，枳壳之利膈宽胸，茯苓之补脾渗湿，其因滞下流连，故加银花而解毒。

（七）脾寒阳虚脘痛

周××，男，23岁，住西门外广兰村。

病因：脾寒阳虚，枢运失司。

症状：胃脘窒痛，时作时止，甚则呕吐。

诊断：脉息右迟细，左沉，舌润颇净。木郁土中，脾阳欠运，下不制水，水逆犯土，以致寒痛。

疗法：见证论治，当重理脾，姑与苍乌参苓散。以党参之补中益气，茯苓、苍术之健脾燥湿，草乌之祛寒止痛，巴戟天之温肾助阳，盖脾土实则木不侮土，而水亦不犯土。

处方：潞党参3克、制草乌3克、云茯苓9克、茅苍术9克、巴戟天30克。水煎服。

复诊：投苍乌参苓散脘痛随愈，过后误食硬饭复作，转为木旺侮土，以致呕酸，肝气横逆则头痛、便结、溲赤，脉沉不显，舌苔黄糙，治以平肝止痛。

处方：吴茱萸2克、川黄连3克、杭白芍9克、川楝子6克、元胡索3克、粉甘草2克。水煎服。

效果：服后酸除痛止。

（八）脾肾两虚腹胀

林××，男，61岁，住南门外霞楼村。

病因：病由脾肾两虚，脾因升降窒郁，胃则清浊交混，肾门功能失职，致成腹胀。脾不为胃助其健运，肾不为胃司其关门，故聚水而作胀，健运失权则大便溏泄。

症状：病缠两月余，大便溏而不畅，泄而不多；小溲黄而不赤，少而不利。

诊断：脉细而弱，舌苔滑白。此为脾肾两虚之证。

疗法：健脾以运湿，化源以利关，五苓散加味为主。

处方：白术9克、茯苓9克、泽泻6克、猪苓6克、桂枝2克、车前9克、木通3克、莱菔子5克、朴根6克、广皮3克。水煎服。

复诊：服药二剂，便多下，溲全无，改与桂附八味汤，取其温阳化源。

处方：熟地黄30克、淮山药30克、山萸肉9克、茯苓15克、泽泻9克、丹皮9克、附子3克、肉桂3克。水煎服。

三诊：症势仍未转机，便溏不爽，借与白头翁汤加味。

处方：白头翁6克、秦皮9克、川连9克、黄柏9克、槟榔5克、车前子9克。水煎服。

四诊：前方服二剂后，便下较畅，胀未稍减，症属难治。拟与鸡腟茅根汤加味。

处方：白茅根30克、鸡内金15克、白术15克、茯苓15克。水煎服。

五诊：前方连投两剂，便下较畅，症有转机，仍宗前法加味。谨慎疗养，日食忌盐，庶可带病延年。

处方：白茅根30克、鸡内金15克、白术15克、茯苓30克、泽泻9克、车前子9克。水煎服。

按：此病为脾肾两虚之证，故其脉则显有细弱之象。脾与胃相表里，肾为胃之关，脏者藏而不泻，腑者泻而不藏，脾不为胃助其健运，肾不为胃司其关门，故聚水而作胀，健运失权则大便溏泄。故治法取健脾以运湿，化源以利关，用白术、二苓，泽泻、车前、木通等药，以健脾运湿；桂枝助阳化源，广皮、朴根、莱菔子运气消导，但服药二剂未应以反剧，只用桂枝化源不够，改与桂附八味，症势仍未转机，便溏不爽，改与白头翁汤及鸡胵茅根汤加味，病得改善。

二、肠病案

（一）厥阴热利

叶××，男，67岁，住双蛱蝶。

病因：患感伤食，热郁湿蒸，秽气奔迫而起。

症状：头晕，口渴，汗多，腹痛，热利下重，肢酸，溲赤。

诊断：脉沉而数，苔厚黄糙。症属厥阴挟热下利，即《内经》所谓“暴注”是也。

疗法：宜清里热，止泄利。予加味白头翁汤。

处方：白头翁6克、秦皮9克、雅连9克、黄柏9克、杭芍12克、桑叶9克、北楂肉9克、甘草3克。水煎服。

复诊：六月二十六日，服加味白头翁汤，痛泻已显著减轻，唯溲仍短赤，头晕，口渴，以养阴、利溲、祛热为主。

处方：贡寸冬15克、赤茯苓9克、车前子9克、桑叶9克、甘菊5克、连翘9克、银花9克、甘草3克。水煎服。

效果：六月二十八日，服前方后，诸症悉平。

按：此方君以白头翁之苦辛而寒，定摇动之风，而平走窍之火，升水气之下陷；臣以秦皮之苦涩而寒，收下重之利，而坚肝肾之滑脱；佐黄连以清上焦之火，则渴可止；使黄柏以泻下焦之热，则利自除；故用于厥阴热利最宜。更加芍药、甘草以止腹痛；桑叶之辛甘而寒，以散风热、清头目；山楂之酸甘而温，以化积滞，消疼痛。

（二）滞下腹痛

马××，女，28岁，住小桥街。

病因：风邪侵入，肝气不舒，上不能宣，下克脾胃，风湿交争，而脾胃之土伤，遂腹痛而滞下作矣。

症状：少腹痛，滞下宛如鱼冻，红白相间，夜甚，食少。

诊断：脉象沉弦，舌苔薄白。此为厥阴下痢之证。

疗法：当以平肝止痢主之。肝平而土不受克，金木不相争，不治痢而痢自止矣。

处方：杭芍30克、当归15克、栀子9克、枳壳3克、车前子6克、甘草3克、楂肉9克。水煎服。

复诊：二月十八日，服平肝止痢汤三剂，滞下已瘥，唯尚有下重，少腹仍痛，头觉眩晕。

处方：当归5克、桂尖5克、木通5克，细辛2克、炙草3克、红枣4枚。水煎服。

效果：服前方两剂，下重失，腹痛除，而头晕亦瘥。

按：肝受风凉之邪，而木气太泄，则成为暴注之证。《素问·至真要大论》云："厥阴之胜，少腹痛，注下赤白。”厥阴者肝也。肝木之气泄而脾土受克，则难容水谷；肺不受邪，大肠阻涩，则里急后重。《金匮·呕吐哕下利病脉篇》云：“下利脉沉弦者，下重。予当归四逆汤”。此方入厥阴经之剂，厥阴经络居最里，外邪入此，则血脉阻滞，而此方能通和血脉，况本病为滞下之病，非飧泄之病也。下利乃里有邪气，脉沉为里，弦为气结，沉而弦，则为病邪结于下焦，故下体之阳道不行而重。方中当归为君，以和周身血脉；桂枝为臣，以调营卫之气；细辛为佐，以通表里上下之经络；木通为使，以开内外关节之孔窍；甘草、大枣和诸药而益中气，则厥阴之邪可除，而腹痛、眩晕自能消矣！

（三）滞下腹胀

赵××，男，31岁，住苍下口。

病因：湿热郁于肠胃，清浊交混，遂成滞下腹胀。

症状：滞下匝月，转增腹胀，便溏不爽，小溲短赤。

诊断：脉弦带数，舌赤，不渴，此湿热内蒸所致。

疗法：宜导滞利水，以鸡胵茅根汤主之。生内金之消水谷，止泻利；白茅根清肠胃之热而利小便；加以芫花之逐水，槟榔之导滞，车前、茯苓之渗湿，大麦仁之补脾健胃，消补兼施。

处方：生内金15克，白茅根30克、芫花3克、槟榔3克、赤茯苓9克、车前子6克、大麦仁9克。水煎服。

复诊：前方服后，腹胀已减，唯觉脘阻，便溏不爽，小溲不利，仍宗前法。

处方：生内金15克、白茅根30克、芫花3克、槟榔3克、白术15克、赤苓15克。水煎服。

三诊：腹胀减，滞下瘥，溲仍不利，如前法加减。

处方：白茅根30克、生内金15克、白头翁9克、厚秦皮9克、槟榔3克、芫花3克。水煎服。

效果：服后胀消溲利。

第四节　杂病类

一、中风案

（一）中风头痛口渴

陈××，女，32岁，住大厝村。

病因：风邪流窜，上侵足太阳经脉，风湿相搏，寒热因之交乘。

症状：口眼㖞斜，头痛极剧，肢节酸楚，饮食减少，口渴。

诊断：风内窜动则头痛，风湿相搏则肢酸，寒热交乘，寒则筋急，热则筋缓，缓急不匀，遂牵掣而㖞斜不正。

疗法：当以驱风胜湿为主。投以五苓散加羌活治之。

处方：白术30克、云苓30克、泽泻9克、猪苓3克、桂枝1克、羌活2克。水煎服。

复诊：服前方两剂，头痛减轻，改与桂苓薏羌汤。

处方：云苓30克、羌活6克、薏苡30克、桂尖1克。水煎服。

效果：前方服后，头痛已失，口㖞稍正，嘱再服数剂以收功。

按：《金匮·中风历节病脉证篇》云："正气引邪气，㖞僻不遂。"此足太阳经脉为病也。五苓散之加羌活入足太阳经而沿流窜之风，其气雄烈，性燥而散，善能散表邪，甄权谓其能治贼风之半身不遂，口眼㖞斜。五苓散中桂枝之辛温，助白术而上升通阳之效捷，并可发散表邪，泽泻得二苓则下降之力足，此方之治足太阳风湿相搏为宜，继用桂苓薏羌汤而收功速矣！

二、肝病案

（一）肝实胁痛

俞××，男，17岁，住常丰村。

病因：暴怒伤肝，肝气横逆，木不条达，络脉不舒。

症状：胁肋牵引胃脘及背部作痛，起居辗转则剧，饥不欲食，大便秘结，小溲短赤。

诊断：脉弦，苔白。络脉不舒，则胁肋作痛；本乘土位，则饥不欲食。

疗法：先与宣通络脉，理血止痛为主。拟用加味旋复花汤。

处方：复花5克、茜草3克、柏子9克、归尾5克、桃仁5克、乳没各5克、丹参5克、青葱营4条。水煎服。

复诊：六月二十九日，服加味复花汤，痛减大半，但仍不能辗转，知饥不食，大便未通，嗽痰不易咯出。仍仿前法加减。

处方：旋复花5克、茜草3克、柏子9克、归尾5克、桃仁5克、降香5克、芥子6克、青葱营4条。水煎服。

三诊：昨服药后，痛犹未再减，便溏，溲赤，拟予木土两平汤。

处方：生玉露9克、结云苓9克、制苍术9克、黑栀子9克、杭白芍15克、粉甘草3克。水煎服。

四诊：六月三十日，服前方两剂，疼痛大减，唯仍不能转侧，便下先结后溏。

处方：金铃子15克、生乳香12克、生没药12克、荆三棱9克、蓬莪术9克、粉甘草3克。水煎服。

五诊：服前方后，痛未全除，改与活络效灵丹。

处方：丹参9克、乳没各9克、归须9克、柏子12克、泽兰6克。水煎服。

效果：服前方四剂，疼痛消失。

三、怔忡案

（一）心肾两虚怔忡

陈××，男，20岁，住大厝村。

病因：心肾两虚，因受惊动，致心中怦怦不安。

诊断：凡人夜卧，则心气下降于肾宫，今心肾两虚，心气不能通于肾，则夜不安寐；肾气不能通于心，则日觉怔忡，耳鸣；心肾交而日夜安。怔忡正悸之渐，故一遇怔忡，即宜防惊，一惊即宜防悸。

疗法：安心宁神为主。方用柏莲汤。

处方：吉林参6克、元参9克、寸冬15克、木神9克、柏子仁9克、丹皮9克、丹参6克、煮夏3克、莲子心3克、生枣仁9克。水煎服。

效果：连服五剂，诸症均减，嘱再续服数剂而收功。

按：本方以柏子、枣仁安其心，以木神宁其神，复以吉林参而通心肾，心肾交通，神则自定。并以寸冬清心经，元参调肾经，心肾清润，则火不易动。丹皮入心、肝、肾三经，元素谓其可治神志不足；丹参入心、肝二经，大明谓其能养神定志。二药均系苦寒之品，又可平木而泻火，况火泻而木亦平。益以半夏消痰而和胃，胃和则寐安，故收效捷矣。

四、痿痹案

（一）痿痹症

林××，男，46岁，住海口岑兜村。

病因：由于风寒湿三气所侵，其病在下，多属手足太阳及足少阴、厥阴为病，生白云："未有沉寒伤筋之损，而不及于下者。"

症状：始患风痹而至下肢痿弱无力，甚则二便均闭。

诊断：脉沉而缓，舌净无苔。症属肝肾及小肠为病，肝主筋，肾主水，而小肠主泄水，今小肠为风寒所侵，且肾阳不化，沉寒伤筋，以致痿弱，而肾主二阴，故二便均闭。

疗法：先以温补下元为主。姑予桂附八味汤。以熟地、山药滋肾之阴，山萸、附子壮肾之阳，肉桂之化肾气，茯苓之行水道，丹皮、泽泻之健运肾脏功能。

处方：油肉桂6克、川附子3克、熟地黄30克、山萸肉15克、粉丹皮9克、淮山药15克、光泽泻9克、云茯苓15克。水煎服。

复诊：遍身僵痹，小溲癃闭，大便溏泄，宜用攻痹散，以通利和阳，此方利湿，而又不耗气，祛寒而风自散，所以为宜。

处方：车前子9克、云苓9克、薏苡30克、肉桂2

克、木通6克、白术15克、王不留行3克。水煎服。

效果：服前方后，溲通，痹瘥，溏泄减。

五、疝气案

（一）气虚疝气：

林××，男，51岁，住北门外新局村。

病因：劳倦奔走，则气下陷，以致睾丸偏坠。《素问·至真要大论》云："三阴急为疝。"

症状：偏左睾丸下坠十余年，今增致右侧加剧。

诊断：右脉沉而弱，左脉带弦，少腹牵引阴囊肿胀。

疗法：治疝之法不越辛温苦泄，然劳碌气陷者，苦泄则气益陷，今先举其陷，以加味升陷汤主之。

处方：北黄芪18克、知母9克、白芍12克、山萸肉12克、北柴胡5克、川升麻5克、苦桔梗5克。水煎服。

效果：服两剂后症瘥，嘱其服数剂，以竟全功。

按：张子和论七疝均隶于肝，以少腹前阴，皆厥阴经部位故也。盖筋者肝之合，睾丸者筋之所聚也。诸疝偏坠而不痛者为气虚。升陷汤以黄芪为主，因黄芪既善补气，又善升气，惟其性甘温，故以知母之凉润而济之；柴胡为肝胆二经之药，升麻为阳明胃经之药，均能引气上升，桔梗能载诸药上达；至于加山萸以补肝肾之气，白芍以柔肝敛阴，故此方之治气陷所致者宜矣。

六、遗精案

（一）心肾不摄遗精

薛××，男，32岁，住西坑村。

病因：今春劳役过度，复加思虑，心肾不摄，致发遗精。

症状：偶尔有梦，饮食减少，大便不循，小溲颇利。

诊断：脉缓，苔白，心为火脏，肾为水脏，心肾不摄，水火无济，致精关不固。

疗法：当先以固摄为主，拟予桂枝龙牡汤。

处方：桂枝9克、龙骨9克、牡蛎9克、杭芍9克、炙草6克、红枣2枚、生姜3片。水煎服。

复诊：六月二十七日，服前方三剂后，梦遗减，便下不实，溲赤痛，改与莲心清火汤。

处方：黑元参15克、生地黄15克、京丹参9克、淮山药30克、苏芡实30克、莲子心6克、寸麦门冬30克、五味子2克。水煎服。

效果：服药二剂后，症已大减。

七、眼病

（一）眼睛涩痛

翁××，男，30岁，住洋头村。

病因：风火之邪，侵及肝经，上犯于目。

症状：视力模糊，涩痛渐甚，溲赤，便闭。

诊断：脉弦，舌绛。弦则为风，绛则为火，肝开窍于目，肝经风火上犯，遂致涩痛。

疗法：宜祛肝经风火之邪，以退翳还睛散主之，迟恐失治，防成翳病。

处方：车前子5克、防风3克、桔梗3克、元参3克、五味子2克、知母3克、黄芩3克、茺蔚子3克、细茶叶8克。水煎服。

效果：前方连服六剂，视力清，涩痛瘥。

按：本方为退翳还睛散。以车前泄热，防风祛风，桔梗宣肺，益以元参、知母、黄芩、茶叶之降火，五味子、茺蔚子之滋肝益肾，则视力可清，涩痛可除。

第二章　妇科

第一节　经带类

一、经病案

（一）月经愆期

刘××，女，18岁，住东刘村。

病因：婚后未育，脾土不胜，肝郁不达，冲任亏损，以致愆期。

症状：不思饮食，经来或前或后，偶感腹痛，略有带下。

诊断：右脉缓，左带弦，此乃木乘土位之候。脾土不胜，故不思饮食；肝郁不达，则气血失调，因之，经来或前或后；经脉壅滞，则感行经腹痛。

疗法：以滋水涵木、补固脾土、调经养血之法，拟与定经汤为主。

处方：菟丝子30克、杭白芍30克、秦当归30克、淮山药30克、云茯苓9克、熟地黄15克、黑荆芥6克、北柴胡2克。水煎服。

效果：前药叠服四剂，经来较前准期。

按：本例以定经汤为主。菟丝子之甘温，以补肝肾；熟地甘而微温，擅于滋肾养血；当归之甘温，补血而调经；茯苓之甘平，补脾而渗湿；黑荆芥善能止血，北柴胡功在和解。诸药合用，则调经之力益著。

（二）月经不调

陈××，女，22岁，住海口城头村。

病因：婚后数载，未曾生育，素禀虚弱，水火两亏，燥涩而然。

症状：经期前后不定，来潮则少腹疼痛，曾服通经汤腹痛除，嗣服调经汤转为一月二、三至。

诊断：脉沉细无力，此乃冲任亏损，气血不足，血不循经，故经期或前或后，乍多乍少，时发疼痛。今转一月二、三至，仍阳气胜阴。阳气胜阴，则气血散溢，经所谓天暑地热，经水沸腾，故今趱前。

疗法：宜滋血调经，与加味四物汤。

处方：九蒸地30克、酒芍9克、当归15克、川芎6克、炒白术15克、黑荆芥9克，石枣9克、续断3克、粉草3克。水煎服。

复诊：服加味四物四剂后，腹痛略减，唯转致七天两次，改与定经汤。

处方：菟丝子30克、酒芍30克、熟地15克、淮山药15克、茯苓15克、黑荆芥6克、柴胡2克。水煎服。效果：嘱照方续服十余剂，翌月来潮较前期准。

（三）月经过多

魏××，女，49岁，住城关河头巷。

病因：冲任亏损，气不摄血，经汛来潮，流连不断。

症状：汛事流连两周，偶夹血块，二便均利。

诊断：寸脉弱，舌苔白。病者已届七七之年，天癸将竭，今经行过多，由于气虚之故，气为血之帅，气虚不能摄血，血必妄行，且流连不断，须防转崩。

疗法：当以补固气血为主。拟予加味四物汤。

处方：九蒸地30克、杭白芍9克、当归15克、川芎6克、白术15克（炒）、石枣9克、续断3克、黑荆芥9

克、甘草3克。水煎服。

复诊：投加味四物汤四剂，下血已瘥，尚未全除，以圣愈汤加味，更以补固之法以收功。

处方：台党参9克、漂白术15克、杭白芍9克、九蒸地30克、当归身9克、川芎6克、炙黄芪18克、海螵蛸12克、茜草根9克、川续断6克、飞龙骨18克、左牡蛎18克。水煎服。

效果：服前方二剂，经来准期，量亦较少。

按：熟地之甘温以补血为君；当归之辛温以行血为臣；血虚肝旺，以芍药取其味酸能敛；川芎取其辛窜能散；石枣取其酸温能固能补；又以续断之苦温而防崩，黑荆之辛温而止漏，白术、甘草之补益脾土，中气既固，则血自可循经，不致妄行，盖以补血，则血虚可复。

（四）经延带下

魏××，女，34岁，住星桥村。

病因：曾产二胎，断乳两月，脾胃虚弱，阴盛阳衰，致月经延期，湿溜下焦，致带下淋漓。

症状：饥不欲食，遍身酸痛，腰部较甚，带下淋漓，月经延期。

诊断：阴盛阳衰则经行过期；脾胃虚弱则饥不欲食；湿溜下焦则带下淋漓。按脉微象，微主久虚，血弱之病。

疗效：当滋肝肾，以理脾土，拟与加味六味地黄汤治之。

处方：黑大豆90克、红大枣10枚、白果肉10粒、九蒸地30克、石枣肉12克、淮山药12克、薏苡仁12克、建泽泻6克、粉丹皮6克、云茯苓9克、川杜仲15克、川续断6克。水煎服。

复诊：服前方二剂后，诸症悉减，尚觉身疼，食欲不振。以补中益气汤加减为主。

处方：台党参5克、漂白术6克、当归身5克、炙黄芪9克、北柴胡1克、川升麻1克、广会皮2克、炙甘草3克、北秦艽5克、川黄柏3克、寸麦门冬9克。水煎服。

按：本例以滋肝肾、理脾土为主，故用六味为滋补肝肾之主药，加薏苡助茯苓以健运渗湿，合淮山以固脾土；黑豆、红枣，甘平益阴，一以补肾而利水气，一以益脾而和中气；杜仲、续断之壮肾阳以治腰痛；白果性涩以收，助山萸以止带浊，盖脾土不胜，则饥不欲食，而气血愈虚，所以理脾土，使土旺则血匀气顺，而经自然应期矣。后以补中益气汤加减而收功！

（五）经停不行

何××，女，36岁，住草柄村。

病因：曾产七胎，去秋产而不育，逾月突患浮肿，瘥后，因心脾为病，经脉逆转，须防致损。

症状：时发松热，今春经停，食少肌瘦、恶心呕吐，便溏，溲利。

诊断：生育过多，气血俱虚，且小产之后，曾患浮肿，体质益弱。

疗法：应先理脾为主，脾旺则气调血畅，拟与参桔饮治之。

处方：党参5克、桔皮1克、白术6克、当归3克、朴根3克、香附（炒）2克、砂仁1克、竹茹9克、甘草1克、生姜3片。水煎服。

复诊：服前方后颇循，唯觉眩晕，怔忡，头痛，身酸、腹痛，卫松、烘热、微汗，夜则盗汗，便下多溏，食入作呕，以四君子汤合解热之剂治之。

处方：党参5克、白术6克、云苓5克、甘草2克、杭芍6克、青皮2克、青蒿5克、桑叶6克、元参5克、麦门冬6克、甘菊3克。水煎服。

效果：前方续服两剂后，烘热、盗汗、呕吐，便溏诸象已瘥，改与补中益气汤以善其后，并嘱其常服人参养荣丸以补气血，调理三月，经期复潮。

按：本例为心脾亏损，致经停不行，经云："二阳之病发心脾，有不得隐曲，女子不月，其传为风消，其传为息奔者死不治。"马玄台注："二阳是阳明胃脉也，为仓廪之官，主纳水谷，乃不能纳受何也？此由心脾所发耳，正以女子有不得隐曲之事，郁之于心，心不能生血，血不能养脾，始焉胃有所受，脾不能化，而继则渐不能纳受，故胃病发于心脾也，由是水谷衰少无以化精微之气，而血脉遂枯，月事不能时下矣。”传为风消，则发热消瘦，胃主肌肉也；传为息奔，则喘息呕吐，胃气上逆也，今该症虽无喘息之象，而发热消瘦，恶心呕吐已现。

二、带病案

（一）湿阻带下

周××，女，22岁，住苍下村。

病因：中枢湿阻，下迫成带。

症状：结婚数载，并未生育，月经趋前，带下甚多，其色淡黄，腰间强硬，肢酸不耐，食循，便利。

诊断：脉沉而缓，左寸较弱，舌苔薄白。中枢湿阻，干及冲任，邪入胞中，则带下腰硬。

疗法：先与健脾运湿为主，拟与轻腰汤。

处方：白术30克、薏苡30克、云苓15克、防己3克。水煎服。

复诊：三月二十六日，服前方二剂，带下腰硬大减，改为术桂汤，以善其后。

处方：漂白术9克、油肉桂1克。

（二）赤白带下

陈××，女，39岁，住海口五龙村。

病因：曾产六胎，五年未育，冲任劳伤，气血不足，湿热留结。

症状：带下淋漓，赤白夹杂，经期不调，夜卧周身酸痹，食少，大便多溏。

诊断：脉缓，苔白。带下则令人不育，赤者属心，白者属肺，原其本皆湿热结于冲任二脉，致淋漓以下。今者脾土不胜，饮食不思，致气血俱虚，经期不调。

疗效：治宜升阳益气，则清浊自分；补脾养胃，则湿热自除。拟予加减补中益气汤。

处方：潞党参6克、制苍术6克、生黄芪9克、广木香1克、川升麻2克、毛柴胡2克、炒陈皮3克、炙甘草5克、炒黄柏3克、椿根皮3克、左牡蛎9克、生姜3片、石枣2枚。水煎服。

复诊：投补中益气汤三剂，酸痹瘥，带下减，食欲稍增。

处方：绿心豆90克、红大枣10枚、白果肉10粒、熟地黄30克、鸡骨淮12克、石枣肉12克、薏苡仁12克、云茯苓9克、建泽泻6克、粉丹皮6克。水煎服。

效果：前方服四剂，诸症均瘥。

第二节　胎产类

一、胎前病案

（一）妊娠咳嗽

潘××，女，28岁，住塘头村。

病因：骤感风寒，邪袭肺经。

症状：咳嗽痰少，呼吸不舒，头痛，口干。

诊断：经停两月，寸口脉动，显属妊娠，近因患感，肺金不肃，以致咳嗽痰少。

疗法：先以清散肺气为主。拟予善散汤，以防其化燥伤津。

处方：黑元参9克、麦门冬9克、天门冬9克、云茯苓9克、紫苏叶3克、川贝母3克、粉甘草3克、子黄芩3克、款冬花2克。水煎服。

复诊：三月二十二日，投善散汤，服两剂，咳嗽未减，较前有痰，唯觉音嗄，恐寒邪袭肺未去。改与射干麻黄汤，以温散肺邪。

处方：麻黄3克、射干2克、煮夏3克、红枣3克、细辛2克、紫菀2克、款冬2克、五味3克。水煎服。

三诊：三月三十日，服前方两剂，咳嗽减轻，音嗄未回，拟予麻杏石甘汤加味。

处方：麻黄3克、杏仁10枚、石膏9克、甘草2克、射干3克、象贝5克、枇叶9克、紫菀5克。水煎服。

效果：四月一日，服药后，咳瘥，音回。

按：本例初投善散汤，方用麦门冬、天冬以安肺气，茯苓、甘草以健脾土，用元参以润肾经之水，用苏叶、款冬以散肺经之风邪；又加黄芩以清上焦之火，贝母以消内膈之痰。服药后咳嗽未减，改与射干麻黄汤，以温散肺邪，服药后咳嗽减轻，唯音嗄未回，予麻杏石甘汤加味，咳瘥，音回，可见麻黄善散肺经寒邪，而取得疗效，此足资临床参考。

（二）妊娠喘嗽

陈××，女，28岁，住风屿村。

病因：久患感冒，引发喘咳。今妊娠八月，咳嗽益剧。

症状：喘咳频频，呼吸不舒，胸膈作痛，夜不安寐，头晕，目眩，呕吐时作。

诊断：脉浮而促，舌白尖绛。久嗽肺虚，则风邪易侵；风邪火化，则痰少而粘，久嗽不已，恐伤胎元。

疗法：应以清肺泻火，并散肺金之邪，拟予加味二陈汤。

处方：子芩6克、雅连3克、茯苓3克、桑皮3克、川贝3克、前胡2克、枳壳3克、甘草2克、蒌皮3克、桔红3克。水煎服。

复诊：投加味二陈汤，瘥而未楚，改与加减生地饮，以滋肺养肺清肺为主。

处方：生地9克、升麻1克、白芍6克、知母6克、天冬6克、麦门冬6克、子芩3克、桔梗3克、当归6克、紫菀5克、甘草1克、蒌皮3克、桔红3克。水煎服。

效果：服前药后，喘嗽已平。

按：本例先用加味二陈汤，以川贝代半夏，取清肺化痰，既免温燥，又无碍胎之弊；子芩能泻肺火，又可安胎；前胡散太阴之邪，以止其咳；甘草润肺化痰；桑皮泻肺宁嗽；蒌皮、桔红下气平咳；茯苓渗利痰饮，上药合用，则肺火可泻，喘咳可平，加以枳壳、黄连以止其吐。继用加减生地饮，以生地、二冬、知、芩等，盖生地、二冬滋肺而救其燥，知母，子芩清肺而泻其火，白芍敛阴而养肺，合甘草而止痛，当归取其润燥润肠，升麻在于升提肺气，桔梗，紫菀、瓜蒌均为止咳化痰之要药，诸药配合应用，则此方之收效显著。

（三）妊娠衄血

周××，女，24岁，住里美隆中村。

病因：血热妄行，气逆于上，致妊娠时则发衄血。

症状：居经四月，于月前发生衄血七、八次。

诊断：火盛水亏，血不循经，致气逆于上，血随而溢。

疗法：以滋水泻火为主，予加减六味地黄汤。

处方：生地黄12克、淮山药6克、黑元参6克、云茯苓5克，粉丹皮5克，光泽泻5克、人中白5克、川黄柏2克、甘菊花3克。水煎服。

复诊：服前药衄止，唯额及目觉痛，改与补中安胎饮，以安胎补血为主。

处方：元参9克、白术9克、子芩9克、熟地9克、当归5克、杭芍3克、甘草2克、苏梗3克、白果10枚。效果：服药两剂，告愈。

（四）妊娠漏红

俞××，女，23岁，住西园村。

病因：初孕流产，二孕产一胎，今怀孕四月，因受惊漏红。

症状：腰酸，腹部微觉不舒，时有漏红。

诊断：受惊胎动，引起漏红，症由气血两虚，冲任损伤，倘久而未愈，则胞胎不固，应防流产。

疗法：以安胎补气养血为主，拟与川芎补血汤。

处方：川芎2克、白术6克、阿胶6克（后入）、白芍6克、杜仲5克、生芪5克、五味2克、本香1克、甘草2克、生姜1片、红枣2枚。

复诊：服川芎补血汤两剂后，漏红已瘥，改与阿胶济阴汤，调理善后。

处方：阿胶3克、白术3克、川芎3克、当归3克、杭芍3克、干地3克、子芩5克、艾绒5克、香附3克（炒）炙草2克、壳砂2克、糯米一小撮（布包）。

二、产后病案

（一）产后痛泻

陈××，女，30岁，住松潭井顶村。

病因；季夏分娩，月内伤风，误吃鸡肉而起。

症状：腹痛，脘阻，呕酸，泄泻，肢酸，溲利。

诊断：症由分娩之后，伤风未痊，误吃鸡肉，食滞不化，且木旺侮土，遂致腹痛呕酸；中枢失司，发为泄泻。脉缓苔腻。

疗法：宜培土平木法。

处方：白术6克、酒芍6克、防风3克、陈皮3克、赤苓6克、甘草2克、植肉6克、藿香3克、雅连3克、吴萸2克、神曲5克。水煎服。

复诊：投培土平木法二剂，诸症均瘥，唯尚感头痛，身疼，肢酸，口微渴，内外有邪。以加味补中益气汤主之。

处方：潞党参6克、生芪9克、白术6克、当归3克、柴胡2克、川升麻2克、广皮3克、炙草6克、蔓荆3克、藁本3克，麦门冬6克、黄柏3克、生姜3片。水煎服。

三诊：前方服后，诸症均除，七月经来，曾行三次，而至八月未通，人感不适。与加味四物汤，取其补血活血，加升麻、白芷以治头痛。

处方：熟地黄9克、酒芍药6克、秦当归6克、川抚芎3克、川升麻3克、香白芷2克。嘱服二剂，调理善后。

按：本例为木旺侮土，故用培土平木法，方中以白术之健脾土而振脾阳，藿香之芳香化浊，赤苓之淡渗利湿，萸连之降火平逆，楂肉之消运导滞，酒芍之平木行气，防风之驱风止痛，陈皮之理气，甘草之调中，方以痛泻要方与左金丸合剂治之。服药后，诸症均瘥，唯尚感头痛、身疼、肢酸等现象，此内外有邪，故以加味补中益气汤治之。后以经期不调，遂以加味四物汤、调理善后，而竟其功，此正治也。

第三节　妇人杂病类

一、眩晕案

（一）外感眩晕

俞××，女，28岁，住黄塘村。

病因：劳役患感风邪，以致寒热眩晕。

症状：恶寒发热，额前疼痛，眩晕，呕吐，不食，便泄。

诊断：脉浮缓，左较显，苔薄糙。乃邪袭太阳阳明二经，致外则寒热，内则眩晕，此风邪为患所致。

疗法：宜熄风和胃之法，以钩麻温胆汤加减。

处方：钩藤5克（后入）、天麻3克、甘菊3克、竹茹6克、枳壳3克、半夏5克、陈皮3克、云苓6克、白术6克。水煎服。

复诊：十二月二十九日，服加减钩麻温胆汤两剂，寒热便泄已除，呕吐亦减，唯眩晕仍有，额热多汗，拟予辛散太阳法加减。

处方：连翘5克、荷边6克、蔓荆3克、丁茶5克、桑叶6克、甘菊3克、白芷2克、栀皮3克、钩藤6克（后入）。水煎服。

效果：十二月三十日，服前方二剂，诸症告愈。

按：本例之用钩麻温胆汤，在于钩藤、天麻以息其风，甘菊以散风热，竹茹，半夏以平其呕，枳壳、陈皮以宽胸膈，云苓、白术健脾渗湿而止泄。此方重于表里双解之疗法。

（二）肝肾两虚眩晕

陈××，女，25岁，住前村。

病因：体力素弱，气血亏损，肝肾阴虚，以致眩晕。

症状：头晕，目眩，食量不多，二便均利。

诊断：脉缓而细，舌绛，面色皖白。《内经》云："诸风掉眩皆属于肝。"今水不涵木，虚风内旋而眩晕作矣。

疗法：取滋水涵木法。拟予参麦六味地黄汤。

处方：干地18克、淮山9克、石枣9克、云苓6克、丹皮6克、泽泻6克、元参9克、寸冬15克。水煎服。

复诊：三月十九日，服药后，眩晕顿减，唯食尚少。与戊己汤加味，以补中健脾，佐用息风之品。

处方：党参6克、云苓6克、白术6克、会皮3克、酒芍6克、天麻3克、钩藤6克、木瓜5克、炙草3克、麦芽6克、荷边3克。水煎服。

三诊：三月二十二日，服药二剂后，尚有头疼，便闭，少食。

处方：九蒸地60克、寸麦门冬30克、黑元参30克、川抚芎2克、油肉桂1克（研冲）。水煎服。

四诊：四月一日，服五德饮一剂，头疼有瘥，眩晕未除，换与甘缓理虚法。

处方：干地黄18克、杭芍药9克、寸麦门冬9克、炙甘草5克、北枸杞6克、甘菊花3克、柏子仁12克、穞豆衣9克、石决明15克（先煎）。水煎服。

效果：四月三日诊，给甘缓理虚法，连服六剂，眩晕平息。

（三）虚风内动眩晕

林××，女，38岁，住城内深巷。

病因：肾水素亏，水不涵木，虚风内动。

症状：体倦肢酸，头晕目眩，饥不欲食，人极不支。

诊断：脉缓而细，舌绛而净。水不涵木，则虚风内动，故见头晕目眩；脾土不旺，则有饥不欲食之候。

疗法：宜滋水涵木。

处方：熟地黄18克、杭芍药9克，枸杞6克、甘菊花3克、黑元参9克、麦门冬9克、玉竹15克、炙甘草6克。

效果：前方连服四剂，诸症悉平。

按：本例以滋水涵木法。用熟地黄滋肾水，补真阴；枸杞清肝滋肾，益气生津；芍药柔肝养血；菊花泻肝火，清头目；元参滋阴降火，肾经之药；麦门冬、玉竹养阴润燥，生津止渴。此乃甘补理虚之剂。

二、衄血案

（一）外感衄血

陈××，女，28岁，住城关小桥。

病因：居经三月，脐腹时痛，近由感受外邪而起。

症状：恶寒发热，汗出，头痛，口渴，嗽剧，痰少，鼻衄，不饥，少食，便溏，溲短。

诊断：脉浮而数，舌苔白色。邪感于外，则恶寒发热；邪郁肺金，则咳剧痰少；邪火上逆，则迫致衄血；邪阻中焦，则不饥便溏。

疗法：以辛凉轻剂而解其热，并清肺分之邪，而降上逆之火。拟与桑菊温胆合剂。

处方：桑叶9克、菊花9克、牛蒡5克、象贝5克、元参6克、麦门冬9克、生地9克、杏仁7枚、竹茹5克、枳壳5克。水煎服。

复诊：前方服后，诸症均瘥，拟与清宣金脏法。

处方：牛蒡5克、蒌皮9克、象贝6克、兜铃3克、杏仁6克、桔梗5克、桑叶9克、枇叶9克、杭芍9克、元参6克、麦门冬9克。

效果：服药两剂，热退、嗽平、衄止。

三、喘咳案

（一）疟后干咳

潘××，女，27岁，住塘头村。

病因：九月染患秋疟，吞服奎宁后，复感燥气致咳。

症状：咳逆乏痰，喉间干痒，不饥少食，日则自汗，夜则盗汗，经停不行。

诊断：脉沉而劲，舌苔微白而少津。此系肺受燥气之侵，转致咳逆乏痰，且有阳微阴虚之象，故则自汗、盗汗。

疗法：当用温润辛金法治之。肺属辛金，金性刚燥，所以恶寒冷而喜温润，肺得温润，则咳逆自止。甘杏利肺气，瓜蒌仁、蜜枇叶润肺燥，桑叶宣肺金，则燥气可除。益以麻黄根而止自汗、盗汗。

处方：蒸百部3克、款冬花3克、蜜紫菀3克、甘杏仁6克、麻黄根3克、广化皮3克（炙）、瓜蒌仁9克、冬桑叶9克、蜜枇叶9克。水煎服。

复诊：十二月三十日，服前方两剂，咳嗽减轻，自汗盗汗均除，仍就前法出入，嘱连服四剂。

处方：百合9克、款冬6克、桑叶9克、枇叶9克、甘杏6克、紫菀5克、瓜蒌6克、川贝3克、生麦芽5克。水煎服。

效果：服药后，咳嗽已止。

（二）肺热喘渴

潘××，女，36岁，住常丰村。

病因：外邪袭肺，肺经郁热，致发喘渴。

症状：喘嗽未能平卧，昨忽大渴引饮，面浮食少，腹内烧热，便泄稀水，小溲不利。

诊断：脉象滑数，舌苔薄白。症属肺经郁热，气急难卧，肺与大肠相表里，又为水化之源，今肺有郁热，气不能化，致便泄而小溲不利。

疗法：清肺经郁热，故以千金苇茎汤主之；治渴而小便不利，故以猪苓汤主之。二方以苇茎、猪苓为君，苇茎甘寒，清肺泄热；猪苓淡渗，利水止渴；而对此症，可谓合拍。

处方：鲜苇茎30克、冬瓜仁12克、薏苡仁12克、白桃仁5克、木猪苓3克、飞滑石3克、云茯苓3克、建泽泻3克、同仁胶3克（后入）。水煎服。

复诊：五月二十二日，投千金苇茎汤合猪苓汤二剂，口渴已瘥，溲利、便结，喘定嗽减，且能平卧，再以千金苇茎汤合葶苈泻肺汤，取葶苈之辛寒而泻肺行水，下气定喘，以除余邪。

处方：鲜苇茎30克、瓜蒌仁12克、白桃仁5克、薏苡仁12克、葶苈子6克、红大枣3枚。水煎服。

三诊：服药后，夜卧颇安，腹内烧热随除，面浮未减，饥不能食。方以六味地黄汤加味收功。

处方：南制地18克、淮山药9克、石枣肉9克、建泽泻6克、云茯苓9克、粉丹皮6克、寸麦门冬9克、五味子2克、黑元参9克。水煎服。

效果：上方服后，诸症均除。

（三）气喘胃痛

林××，女，19岁，住港头前林村。

病因：禀赋素弱，气血不足，虽年已及笄，而天癸未至，肾气不纳，水不涵木，肝木横侮，遂致气喘、胃痛。

症状：气喘、胃痛，时吐酸浊食物。

诊断：脉弦，苔白。经云："女子二八，天癸至，任脉通，月事而时下。"今已逾破瓜之年，而天癸未至，任脉未通，月事未下，则气血不足明矣。

疗法：先以培土平木法为主。

处方：党参6克、赭石9克、复花5克、煮夏5克、云苓6克、杭芍6克、吴萸2克、黄连3克、麦芽6克、川楝6克。水煎服。

复诊：三月二十一日，服前方后，呕吐虽瘥，而气喘未平，盖由于肾气不纳之故，予参赭镇气汤。

处方：潞党参6克、代赭石9克、飞龙骨9克、左牡蛎9克、淮山药8克、苏芡实6克、杭白芍8克、石枣肉9克、紫苏子3克。水煎服。

三诊：三月二十三日，服前方两剂后，症状未见进退，且有怔忡。

处方：党参15克、元参15克、寸冬15克、木神9克、柏子9克、丹皮9克、丹参6克、莲心3克、煮夏3克、枣仁9克。水煎服。

四诊：三月二十四日，投柏莲汤两剂后，怔忡，欲呕虽瘥，而气喘尚未平息，仍守前方加吉林参。

处方：吉林参3克、潞党参15克、元参15克、寸冬15克、木神9克、莲心3克、柏子9克、丹皮9克、丹参6克、煮夏6克，枣仁9克。水煎服。

五诊：仍守前方。

效果：服后诸症均瘥，嘱其续服数剂，以竟全功。

按：夫金为水之母，水为木之母，而土为金之母，今水不能涵木，则木乘侮土，故胃痛吐酸；且反克金，则木叩金鸣，肺气不舒而喘作矣。故本例先用培土平木法，以党参、茯苓之补中健脾；赭石、半夏之下气镇吐；楝、芍之平肝止痛；萸、连之降逆泻火；麦芽之消运而导滞；复花之旋枢而理气。本方主要取止其吐而平其喘。服药后虽吐瘥而喘未平，认为是肾气不纳之故，予参赭镇气汤而未瘥，改投柏莲汤以收效，可见临床治病要善于灵机应变。

四、胃病案

（一）肺胃液亏便结

张××，女，41岁，住城关高巷。

病因：夙有关节风痛，久服祛风药，而风药性多辛燥，以致阴液亏耗。

症状：咽喉干燥，口不渴，食减少，便燥结，小溲利。

诊断：脉缓带涩，苔黄而燥。症属肺胃二经阴液亏耗，引起咽喉干燥，大便燥结。

疗法：宜育阴敛液，佐以和胃，生脉散加味主之。

处方：北沙参9克、麦门冬15克、明玉竹9克、杭白芍9克、扁豆仁9克、生甘草2克，五味子2克。

复诊：五月十九日，服生脉散加味二剂，咽喉干燥已瘥，便下仍燥。依前法加减。

处方：北沙参9克、麦门冬15克、明玉竹9克、五味子2克、火麻仁9克、黑元参9克、杭白芍9克、甘草1克。

效果：服前方后，诸症已除。

（二）嘈杂

方××，女，59岁，住城关深巷。

病因：平素脾虚，今寒邪袭脾，致患嘈杂。

症状：噫气、嘈杂、饥不欲食，津涎上涌，头觉微痛，缠绵月余，稍差复剧，二便均利。

诊断：脉缓无力，舌苔淡白，症系脾经虚寒，健胃失司所致。

疗法：宜健脾散寒为主。拟予加味六君子汤。

处方：党参6克、白术9克、云苓6克、会皮3克、吴萸3克、木瓜5克、半夏5克、炙草2克、砂仁3克、生姜3片、红枣2枚。水煎服。

复诊：二月二十一日，投加味六君子汤四剂，诸症均瘥，食量未增。与旋复代赭石汤加减。

处方：潞党参6克、代赭石9克、旋复花5克、益智仁3克、云茯苓、煮半夏5克、广化皮3克、缩砂仁3克，吴萸3克、生老姜3片、红大枣2枚。水煎服。效果：服前方四剂，恢复正常。

（三）关格

王××，女，59岁，住东轿村。

病因：心肾不交，营卫失调，厥阳之火太盛，而不能荣于阴，胃气不通，致上吐下闭。

症状：饥不欲食，食入即吐，大便燥闭。

诊断：脉缓左弦，舌苔黄糙。胃气不通，则上下扞格。胃为肾之关，肾之气不上，则胃之关必不开，今心肾不交，水火不济，木气难平，而上下开阖之权衡失司。

疗法：当调其营卫，和其阴阳，交其心肾，以和中启关散为主。

处方：潞党参3克、白芍15克、麦门冬15克、黄连3克、花粉3克、桂枝1克、滑石3克、甘草2克、柏子仁9克。水煎服。

复诊：十二月二十四日，投和中启关散二剂，食入即吐，便闭均瘥。与旋复代赭石汤加味。

处方：潞党参6克、代赭石9克、旋复花6克、云苓6克、半夏5克、广皮2克、白芍6克、川栋6克、吴萸2克、黄连3克。水煎服。

效果：服前方后，吐平，便通，恢复健康。

按：本例先用和中启关散，方中用黄连与桂枝，一安心以交于肾；一和肾而交于心，则营卫调，而阴阳亦和；且黄连、白芍，可散中焦之火，更能舒肝以平木，木气既平，而火自灭，则胃气通，而上下自无扞格之患；更以麦门冬清心而泻火，柏子养心而宁神，花粉、甘草、党参和中益胃而生津，滑石使中焦之火导之而下行，此和解之善于开关也。

（四）胃脘腹痛

卢××，女，40岁，住蔡厝头村。

病因：中气虚弱，阴液耗损，火盛水亏。

症状：去夏经产一胎不育，迄秋月经来潮，至冬又停，今春患胃痛，瘥后转致腹部剧痛，饥不欲食，便闭，溲赤。

诊断：脉缓而涩，舌苔薄黄。中气虚弱，则饥不欲食；阴液耗损，则便闭不通；火盛水亏，水不涵木，木乘土位，则脘腹作痛；脾为气血之本，饥不欲食，则气血俱虚，而经不行矣。

疗法：先以救土通肠汤，冀其通则不痛。

处方：黑元参60克、生地黄30克、当归30克、知母3克、川朴3克、升麻2克、火麻30枚。水煎服。

复诊：六月二十七日，服前方后，便通痛瘥，与当归芍药散、滋其血，以治其湿，则经自调。尤在泾云："妇人以血为主，而血以中气为主，中气者土气也，土燥不能生物，土湿亦不能生物，川芎、芍药滋其血，苓、术、泽泻治其湿，燥湿得宜，而土能生物，则病自除。"

处方：杭白芍24克、当归5克、川芎5克、泽泻12克、白术6克、云苓6克。水煎服。

效果：服药十余剂，痛未复发，而经亦调。

（五）中虚胀痛

陈××，女，23岁，住玉塘乡。

病因：中土虚弱，营养失调，气血不足，冲任素亏。

症状：月经挨迟，带下日甚，近二、三年来无论饥饱，胃脘均觉胀满，气喘噫气频频，左胁作痛，便结溲利。

诊断：脉左弦，右缓而细，苔薄带糙，弦为木病，缓细血虚。脾土不旺，枢运失司，则中满噫气；气血不足，冲任受损，则经迟带甚。

疗法：法以健运中枢，拟与温土汤加味。

处方：冲潞参3克、白术9克、云苓9克、菔子3克、骨淮山15克、苏芡实15克、油肉桂1克、薏苡仁6克、旋复花5克、赭石9克、谷芽9克。

复诊：六月二十九日投温土汤加味，中满有瘥，感觉欲呕，噫气未除。予以术苓加桂汤。

处方：漂白术30克、云苓15、油桂3克（研冲）。水煎服。

三诊：七月二日服前方三剂，诸症已瘥，左胁尚痛，予加味旋复花汤。以宣通络脉行血为主。

处方：旋复花5克、茜草3克、柏子9克、归须5克、桃仁5克、赭石9克、青葱管4条。水煎服。

效果：七月八日，服前方后，胁痛已除。

第三章　儿科

第一节　麻疹类

一、麻疹并发病案

（一）麻疹并发痢疾。

江×，男，2岁，住城关福新街。

病因：时邪内蕴，疹毒外发，便下夹风，奔迫而泄。

症状：素有淋病，近发麻疹，热盛气粗，并发痢疾，流连十天，曾服西药转致泄泻，便下污浊，小溲不利。

诊断：脉浮而数，舌苔白色。邪发于外则为疹，邪留于内则为痢。

疗法：宜解表透邪导滞为主。拟予防风发表汤加减。

处方：防风2克、葛根2克、红花1克、楂肉6克、羌活2克、荆芥2克、前胡2克、秦皮5克、白头翁3克。水煎服。

复诊：服前方后，面部发疹颇密，便下秽污浊，溲利。仍以解热透邪。

处方：连翘2克、牛蒡2克、荆芥2克、防风2克、生地6克、北楂6克、蝉衣3个、归尾2克、桔梗3克、酒芍3克、葛根3克、川芎2克、紫草3克、御柳2克。水煎服。

另御柳3克，匀二次并服。

效果：服药二剂后，胸腹及背部，以至足心，麻疹遍布，气息稍粗，口觉微渴，姑以千金苇茎汤加减治之，并以苇茎汤煎汤代茶饮，防其肺热致喘。

二、疹后病案

（一）疹后下痢

俞××，女，3岁，住塘头村。

病因：沾患麻疹，虽已回谢，但余邪内陷，致成咳衄下痢。

症状：咳逆，鼻衄，口疮，下痢脓血，甚至脱肛，溲赤。

诊断：脉数，苔红。热邪留于手足阳明及手太阴。肺经郁热则咳逆，血随上行而溢于鼻则为衄，阳明余毒上攻则发口疮，下行则为下痢。

疗法：应泻太阴阳明之邪。拟以千金苇茎汤与白头翁汤合剂。苇茎汤可泻经郁热而平咳逆，以苇茎易茅根，取其能泻火而止衄，白头翁汤能涤阳明之邪，以止下痢。

处方：白茅根15克、冬瓜仁9克、桃仁5克，薏苡9

克、白头翁3克、秦皮3克、雅黄连3克、黄柏3克。水煎服。

复诊：服前方两剂后，咳衄已平，下痢脱肛均瘥，唯口疮未退，应以泻火解毒为主。

处方：桔梗3克、甘草2克、僵蚕2克、生地6克、车前3克、丹皮3克、木通2克、黄芩2克、木香1克、云苓3克、黄柏2克、黄连2克、神曲3克。水煎服。效果：六月三日，服前方两剂，诸症均除。

（二）疹后续发水痘

林××，男，3岁，住城关水陆街。

病因：感染时邪，触动疹毒，风热郁于肌表，续发水痘。

症状：疹后咳嗽音嗄，续发水痘，由红点而变水泡，顶色白亮，根脚散大，现有红盘，浆色浅白，顶无痘眼，皮薄色娇，不似正痘之根窠园净紧束。发后音嗄更甚，口觉微渴，气息稍粗，略有咳嗽，咯痰不多，肌肤微热，二便均利。

诊断：脉息五至，舌苔淡黄。上焦之邪未肃，以致咳嗽音嗄，口觉微渴。

疗法：宜透邪清热，止咳化痰为主，拟与加减凉膈散。

处方：薄荷2克、栀子5枚、元参3克、连翘2克、黄芩3克、甘草2克、桔梗3克、麦门冬3克、牛蒡3克、象贝3克。水煎服。

另以硼砂6克、儿茶15克共研细末，调凉水涂之。

复诊：服前方后，热退，复发风疹，咳嗽，喉鸣，咯痰较多，音嗄未回，法宜肃肺化痰，拟蒌贝温胆汤主之。

处方：竹茹绒5克、绿枳壳3克、瓜蒌皮9克、象贝母5克、云茯苓6克、法半夏3克、稻香陈2克、紫苏子3克、白芥子3克、莱菔子3克。水煎。

效果：服药后，音嗄已回，诸症好转。

第二节　时病类

一、外感病案

(一)外感风邪

俞×，男，9岁，住梧屿村。

病因：外感风邪，客于肌表，热邪逐渐转里。

症状：肢冷发热，退而复热，无汗，头痛，口渴，呕吐，不食，略嗽，便闭，溲利。

诊断：风邪束表，则发热无汗头痛；传入阳明胃腑，则口渴、呕吐、便闭。按脉浮而数，苔白唇红，此外有邪，而里有热也。

疗法：辛凉解表，佐以清里。

处方：前胡5克、薄荷5克、蝉衣3克、瓜蒌皮6克、

牛蒡5克、淡豉9克、黄芩3克、天花粉5克、葱白5克。水煎服。（另以红矾研末2克吹鼻，先左后右）

复诊：热退呕平，唯脘阻不舒，便仍未解，此内有湿郁，食滞不化之故；手太阴之邪未尽，尚有咳嗽，以开泄手太阴，并消食开郁为主。

处方：瓜蒌皮9克、象贝母6克、川郁金3克、光杏仁7枚、白蔻仁2克、白通草3克、范神曲5克、生谷芽5克、锅焦巴9克。水煎服。

效果：服两剂后，湿化阻除，便通嗽止。

（二）外感热泻

俞××，女，11岁，住梧屿村。

病因：风邪客表，犯及肠胃。

症状：始则肢冷，继则发热，头痛，口渴，呕酸，便泄，溲短。

诊断：脉浮数，舌苔浊，浮为表，数为热，胃热上升则苔浊。风邪客表则肢冷发热；热于里则口渴，呕酸，便泄，溲短。

疗法：宜解表凉膈为主。拟予温胆凉膈汤加减。

处方：竹茹6克、枳壳5克、黄芩5克、栀子5枚、淡竹5克、薄荷3克、花粉6克、连翘6克、黄连3克、赤苓6克。水煎服。

另红矾末2克吹鼻，先右后左，以止头痛。

复诊：服前方后，呕平，泄减，溲利，唯仍感头痛，发热、无汗、便溏。予以葛根芩连汤解肌热而清里热。

处方：黄芩3克、黄连5克、葛根9克、甘草3克、连翘6克、荷边6克、蔓荆3克、丁茶5克、黑栀子3克、白芷2克。水煎服。

另红矾2克吹鼻。

效果：服药后，诸症悉平。

二、温热病案

（一）冬温传里

陈××，男，十个月，住油塘村。

病因：冬时应寒反温，非时之气而侵犯之，复感风邪，遂致病发。

症状：病延十余日，入某医院两星期，叠施针药，热势未解，心烦，口渴，涕泪均涸，便溏，肛裂，小溲短赤，包茎发炎。

诊断：纹紫，脉数。症属冬温为病，外热未解而传于里。口渴、涕泪均涸，乃热邪伤津；下迫则便溏，肛裂，溲赤而包茎发炎。

疗法：宜清热祛邪，佐以降火救津之品。

处方：元参9克、麦门冬9克、连翘6克、青蒿6克、花粉5克、黄芩5克、黄连2克、栀皮3克、甘菊3克、丹皮5克、葛根3克、甘草2克。水煎服。

复诊：昨投清热搜邪法，有汗，有泪，热退，夜颇安寐，便下不溏，溲利，喉间痰鸣，仍仿前法加减。

处方：瓜蒌皮9克、川贝母5克、黑元参9克、麦门冬9克、青蒿叶5克、香连翘9克、栀子皮3克、甘菊花3克、生乌芘9克、海蜇皮9克。水煎服。

三诊：十一月十日，服清热搜邪法合雪羹汤，热势已减，夜半复热，便下污浊。应解肌表之邪，以清里热。

处方：葛根3克、黄芩8克、黄连3克、甘草2克、滑石6克、云苓5克、扁豆5克、花粉5克、香薷1克、杏仁5克、元参6克、寸冬9克。水煎服。

效果：服药后，热平，便结。

（二）暑疟干咳

陈××，男，14岁，住玉岭村。

病因：长夏纳凉，感受暑邪，邪气内伏，秋后冒凉而发，缠绵月余，复截留邪再发。

症状：恶寒壮热，口渴引饮，汗出热退，热甚则谵妄，干咳无痰，便下不循，溲利。

诊断：脉弦而数，舌苔微黄。症系秋后新邪与伏暑并发，故阴阳相搏而疟作矣。阳明热盛则口渴，暑气内舍于营则谵妄，肺金化燥则干咳乏痰。

疗法：宜清营捍疟法治之。

处方：青蒿叶5克、连翘壳5克、淡竹叶5克、扁豆衣6克、酒黄芩3克、炒青皮3克、木贼草3克、荷叶边6克、西瓜皮6克。水煎服。

复诊：投清营捍疟法二剂后，寒热已减，咳嗽极剧，两胁刺痛，大便少出。拟予温润辛金法。

处方：蒸百部3克、蜜款冬5克、蜜紫菀3克、炙广皮3克、甘杏仁6克、瓜蒌仁9克、降真香5克、枇杷叶9克。水煎服。

三诊：服前药二剂后，咳嗽减，胁痛瘥，唯腹痛，饥不能食，二便少出。以安（蛔）止痛为主。拟与乌梅汤。

处方：潞党参6克、川椒2克、干姜2克、炒黄连2克、酒芍药6克、川楝1枚，当归5克、乌梅3枚。水煎服。

四诊：服乌梅汤后，诸症均瘥，唯食少，足筋不舒。予养胃汤加味，以善其后。

处方：沙参9克、麦门冬9克、云苓5克、扁豆9克、白芍6克、甘草3克、木瓜5克、玉竹9克。水煎服。

效果：上药服后，恢复健康。

按：本例先用清营捍疟法，方中君以召、竹清心，臣以扁衣解暑，青蒿祛疟；佐以木贼发汗于外，黄芩清热于内。古云疟不离乎少阳，故使青皮引诸药达少阳之经；西瓜皮引伏暑达肌肤之表，此雷氏之法也。暑解热退，唯咳嗽尚剧，用温润辛金法，咳嗽减，胁痛瘥。但蛔虫干扰，以致腹痛，以安蛔止痛为主，拟与乌梅汤，服后诸症均瘥。后因食少、足筋不舒，以养胃汤加味收功。

第三节　小儿杂病类

一、呕吐案

（一）呕吐喉鸣

林××，男，十二个月，住南苍村。

病因：初生十四日，护理不周，湿困中焦，消化受阻，致患呕吐，近复感冒，呕吐增剧。

症状：发热，呕吐，喉鸣，二便均利。

诊断：纹紫透入气关，舌苔薄白。这是痰湿困于中焦，胃土受伤，消化阻滞，引起呕吐，近复受风邪所侵，以致发热，而呕吐增剧。

疗法：当以健胃止呕，驱风化湿之法为主，拟与温胆汤加减。

处方：竹茹5克、陈皮2克、半夏3克、云苓6克、薄荷2克、瓜蒌皮5克、生麦芽3克、黄连2克、柿蒂5个。水煎服。

复诊：十二月三十日，服药二剂，呕吐有瘥，喉鸣未除，前鸣则吐，今鸣不吐，仍就前法加减。

处方：竹茹绒5克、陈皮2克、蒌皮5克、川贝3克、云苓6克、黄连2克、麦芽3克、煮夏3克。水煎服。

效果：一月四日，服药后，呕吐平，喉鸣息。

按：本例应用温胆汤加减，方中竹茹、半夏、黄连、陈皮、柿蒂，均为健胃止呕之药，且半夏、陈皮能化痰湿；竹茹，黄连能降胃火；柿蒂能止呃；薄荷驱风，姜皮开胸，麦芽破滞。风去则热退，湿化则阻消，胃健则呕平。

二、胀泻案

（一）湿困胀泻

何××，男，3岁，住前南村。

病因：饮食不节，湿困中焦，消化失司。

症状：腹胀泄泻，小便不利。

诊断：脉缓，苔白。小儿肠胃虚弱，今由饮食不节，而湿困中焦，则胀满泄泻。

疗法：宜化运分消法，拟予胃苓汤加减主之。

处方：苍白术各5克、朴根3克、广皮2克、赤苓6克、泽泻5克、神曲3克、藿香2克、生麦芽3克。水煎服。

二诊：六月二十二日，服药后，溲利，泻减，胀瘥，嗣因吃食不慎复胀。拟予加减正气散。

处方：藿香梗3克、朴根3克、赤苓6克、广化皮2克、猪苓3克、滑石9克、通草3克、麦芽3克。水煎服。

效果：后以健脾消运、调理而安。

三、虫病案

（一）虫积腹痛

薛××，男，12岁，住可溪村。

病因：喜食生冷之物，湿热为患，脾胃气伤，致难运化，而蛔虫孳生。

症状：腹痛极剧，稍止复痛，日发数次，饥不欲食，便下带溏，小溲不利。

诊断：脉弦、苔白，症乃虫积，中枢失运，所以饥不欲食，而便下带溏，《金匮云》："腹中痛，其脉当沉，若弦反洪大，故有蛔虫。"

疗法：以健脾驱虫为主，拟与卫生汤。

处方：天池参9克、白术15克、白薇3克、甘草3克、榧子10枚、花槟榔3克、史君子10粒，葛根3克。水煎服。

复诊：前方服两剂后，腹痛减轻，饥仍不食，便溏已瘥，小溲尚少，改与调脾汤，以消运健脾。

处方：白术3克、杭芍15克、赤苓15克、神曲6克、会皮2克、白蔻2克、甘草3克、麦芽3克。水煎服。效果：服前方两剂，痛止，食增。

按：脾胃气伤，倘徒治虫，而不补其脾胃，则脾气不能消，胃气不能化，虫且自安无恙，何能杀虫，唯补其脾胃之气，则气旺而能自制虫，况又佐以杀虫之药，虫将何逃，治法当以补中用攻。拟与卫生汤，此方杀虫之药虽多，然入健脾之剂内，则正气无伤，而虫又尽杀，乃两得之道。

四、肿胀案

(一)脾肾两虚腹胀

董××，男，7岁，住城内东巷。

病因：去冬因患冬温症，热邪未罢，转致疟疾，久痛土虚，酿成腹胀。

症状：腹部胀满，二便不利，夜卧发热。

诊断：脉象沉弦，舌苔白色。中土虚弱，制水无权，枢转失司，且肾主水，为胃之关，今肾亏而水不运行，故聚水而成膨胀。

疗法：久病脾肾两虚，攻则正愈虚，先与养血补气，以加强脾肾之功能，而消其胀满。

处方：白术9克、云苓30克、熟地15克、寸冬15克、淮山30克、苏芡15克、苏子3克。水煎服。

复诊：三月二十二日，投消胀丹，胀虽未消，唯腹部按之较软，便通少许，溲不畅利，夜仍发热，以健运利湿为主。

处方：白茅根30克、鸡内金15克、生麦芽9克、茯苓皮9克。水煎服。

三诊：三月二十三日，投鸡胵茅根汤加味，便溏一次，溲未畅利，仍仿前法出入。

处方：白茅根30克、生内金15克、生麦芽9克、赤茯苓30克、漂白术9克。水煎服。

四诊：三月二十四日，投前方后，夜觉微热，腹痛，便溲少出。

处方：白茅根30克、内金15克、菔子6克、白芍9克、甘草3克、赤苓9克。水煎服。

效果：热退痛除，便通溲利，胀消大半，仍就前法加减，并忌食盐，以竟全功。

第二篇 临证治验录

俞介庵 撰著
俞慎初 编校
俞鼎芬
俞鼎慧 助编

一、时疫发狂

林妇，年廿八岁。沾患时疫，乳房结核，连及腋下，憎寒壮热，头痛，目赤，苔黄，口渴，呕吐，二便均闭，投以重剂活血解毒汤合白虎汤，加公英、银花、地丁、紫背天葵、竹茹、花粉、鲜菊叶等味先后加减，连服数剂，继与大承气汤加羚、犀、藏红花等药，每日两剂，连服五天，热退神清，诸证悉减，知饥思食，二便均利，日食番薯为餐。不意热退四天，是日午后，病者突然狂乱，逢人便咬，举家惊惶，促余诊视。见其篝灯床前，病者注视灯光，神志不宁，诘之亦不知所对，急予吹熄灯灭，诊其脉缓，遂嘱家人不必惊惶，此因热邪虽退，余焰未清，且白昼点灯，迫近病人，致其望火生晕，发生狂乱。众闻余言，均未置信。嗣病者神清，询其究竟，据云："因望火生晕，由小及大，连床着火，所以大惊发狂，火熄则神清，至询之不答，系因惊思未定，欲语不得"。众人闻言，咸皆信服。

二、伏邪内闭

吴氏少女，秋后患伏暑病。渠家深信某名医叠诊四,五天，病延转剧，不省人事，乃延余诊视。诊其脉浮数，中按稍缓，拟以宣窍导痰法变方。未服药时，该名医已到，阅所定之方，与渠之意颇浃，嘱病家再延余复诊。及余到时面述该症昏迷极重，本日曾延王、林两医，所定药方与尔颇同，今夜务留商诊，拟此如何治法？余云：神既极昏，热反有限，非专用宣窍搜邪，药恐无济，议以局方至宝丹叠服不断，俾药力接续，陷邪渐解，连进七枚，神识始清，续投竹叶、石膏，清热保津，甘寒生液等法变方，先后续进，热退神清，惟余火未清，食量不增，挽留隔宿再诊，是晚八时，病者突然狂乱，当致变时，余与该名医同席晚餐，闻变趋视，见其近床悬一电灯，病人注视灯光，狂乱啮人，余面责其家人电灯放置太近，即令其移远，床中忽暗，狂乱旋止，病家惊惶，穷诘因何致变？该名医亦不解其所然。余云：“凡火症初瘥，余火未清，注视火光，势致内火灼动，发为狂乱，谅不至变生他症。”病家与名医闻之均不深信。余告其十余年前，治林妇变症，恍然与此相似，确有根据，并非枉撰，嗣后病无他变，症渐痊愈。可知病家看护务要留心，稍不谨慎，轻则无故破费，徒受虚惊，重则变病百出，生命攸关，岂可忽视耶？

三、湿邪内蕴

翁某，三十岁，业农兼商，仲秋赴南平采办杉木。适该地疟疾流行，翁亦罹病，就医服药均未见效。彼恐迁延致重，即束装返里。经医调治，投以加减小柴胡汤。清脾饮、达原饮，清营捍疟法等方均罔效，甚至发时不省人事，须待热退神识方清，继投以搜除络邪如至宝，紫雪等药，亦未见效，诸医束手，始延余诊视。到时寒热尚未发作，神识尚清，诊其脉息怠缓，舌苔白滑。自诉口觉微渴，脘阻欲呕，大便秘结，小溲短赤。诊后不久，复寒热大作，神识昏迷。据云：发热时曾吃梨、甘蔗等，又阅前投诸方，多杂有甘凉之品。盖邪被遏抑不得外达，而药不对症，势必加剧。断为湿邪内蕴、客于募原，发则邪气弥漫，以致不省人事；退则其邪尽伏，所以神识清醒，并非温邪内陷心包可比，故用至宝、紫雪不应；又非少阳正疟时疟，故投以小柴胡汤、清脾饮、达原饮、清营捍疟法等，亦告罔效。遂用雷少逸宣窍导痰法及温胆汤去甘草，加藿香、菖蒲、远志、郁金、大黄、川朴、杏仁、白蔻、滑石、通草等味出入投之，并嘱其服药时间应在热退或热未发前一、二小时服之，当发热时，切勿服药。于病邪初退，药宜急追，俾药力接续，伏邪易解。五日之间，叠进十余剂，诸证告痊。可知病有千变，药宜活用，纵使对症用药，设非急追，亦难速效，操司命者，岂可泥守。

四、春温晚发

一九一七年（民国六年），返县悬壶。适有西班牙籍天主教安斯定司铎，因患午后发热，曾服西药两星期不解，延余诊治。病者无汗，渴而喜饮，按脉浮数，断为春温晚发，予清凉透热法：鲜芦根、石膏、连翘、竹叶、淡豉、绿豆衣等，嘱须每日早午晚叠服三剂，热邪必解。渠问："何不急除？"余答云："伏邪为病，热宜缓解，急必加剧。"彼悟日前高热，延某西医治疗，投药之后，汗出热退，次日反剧，始允日服三剂，九日热退病除，渠益信余言不谬。

五、寒热半载

某妇人，寒热往来半年之久，脉弦缓，苔薄白，口渴，胸满，喜呕，拟小柴胡汤去夏加瓜蒌根，药量极轻，每剂只七、八钱，去滓再煎，连服二剂而愈。可知依仲景之法配服，效如桴鼓，后人好用经方，并不依法配药，杜撰滥施，殊为可叹！至阅叶氏所著《本事方释义》《全生指迷批本》《温热论》及《景岳全书发挥》等书。唯《景岳全书发挥》稿藏于家，后人欲刊无力，至道光年间，五世孙晋卿，始刊行于世。叶氏自序云："自古医书已备，学者神而明之，临机应变，治病有余。”可知叶氏信古而不泥古，并不轻议前人。《景岳全书发挥》非辨景岳也，辨崇信景岳偏执温补之误，非辨崇信景岳也，辨天下后世受偏执温补之害，有莫知其非者，以致贻误于无穷也云。

六、嗜酒致痢

王某，年将知命，素有阿芙蓉之癖，性嗜蘖曲。仲夏沾患泻痢，症延五月，饮食如常，每至鸡鸣，少腹作痛，叠下数次，经某名医诊治，投药百剂，均未见效。迨至菊末，下痢日剧，始延余诊视。问其病因，素常便秘，迟至五六天始通，甚至必假清导丸之力，斯由吸烟之弊，今则烟瘾未断，何以泻痢不痊，食欲未减，亦无他病，察其脉缓带弦，断为饮酒湿热客溜于下焦，邪干大肠，致成浊痢。渠云：“数月以来，并无饮酒，谅非酒病，先生勿以酒病治之。”参其症状，腹始无痛，继则腹痛而后下，乃由肝风内震，风湿相搏，所以痛绕少腹，每交子，丑之后必腹痛而溏泄，便浊，溲短，阅前所投之剂，皆全盘托方，或分消，或导滞，或以补脾固涩，或以温固下焦，最终多投参苓白术散，理中，四神，脾肾双补等方，概系隔靴搔痒，不能探本求源，以致未获一效。余主调肝熄风，佐以分利导湿之剂，拟柴、芍、茯苓、白头翁、青皮、秦皮等味，服后腹痛已除，但泻痢未减。时有福州林某，在渠家教读，斋设楼上，渠之卧室即居楼下，翌晨告余，昨夜渠有瘥，余问：“尔安知耶？”答云：“数月来，余在楼上，夜半必闻呻吟之声，吵不安寐，昨夜未闻呻吟，谅系大瘥。”余曰：“腹痛虽除，该方恐未必的渠之病，泻不能止。”后渠起身，趋进复诊，询其昨夜症变如何？渠曰：“腹痛已瘥，泻仍如故。”林某极赞余诊断如神，后再进二方，腹痛虽无，而泻痢仍未瘥减，嗣与病者族叔晤谈，询渠有生命危险否？余曰：“该症虽无关紧要，初诊疑渠嗜酒所致”，唯渠云：“并无饮酒，切勿以酒病治之，而不探讨病因，投药断难取效。”渠叔云：“未病前确有饮酒，因其丧子焦烦，寤不成寐，每夜抽烟后，必假酒力而睡，辄饮酒酿。”后再复诊穷诘，渠曰：“前曾叠夜饮酒即睡，嗣后并无再饮。”余曰：“尔述病极忽略，余询未病前有饮酒否？尔将病后并无饮酒面答，此乃所答非所问，费余猜疑，夜半饮酒就寝，即是种病原因，今余得其窍要，两剂必收效果。”遂仿叶氏法，拟茵陈，白芷、黄柏、秦皮、藿香、苓皮等味与服，连进二剂，病竟霍然，而数月泻痢，以寥寥数味获愈，非精于医理，闻之未必深信，可知操医术者，临床诊病，当思权变，切勿泥守成法。尤须参酌根本治疗，自能药到病除。

七、带下夹血

某农民，腹痛滞下夹血，春正晚间来诊。据述旧历中旬后发病，症延半年，脉沉弦紧，舌净不渴，食减不多，下利日夜计下多则一二十次，少则七八次，痛则辄下，夜烦不寐，晨兴必下一次，先与通变白头翁汤加味，付与速服。嘱渠明早再复诊，渠提方将去，余反疑痛处查未清楚。询之，据云："脐中牵引少腹作痛。"改予四逆，槐花二散，药重祇七钱许，研与为末煎服，服后，自晚迄晨未下，前来复诊，述服药后，痛下均除，要服补剂以善其后，余答："不必服补剂。"渠云："旧瓜致病，服药半年，每剂四五角或一二角不等，昨日服药，价不及角，竟能愈病。"余云："对症下药，不在药费贵贱，如恐未愈，将服之方带回，发时再服，但尔病半年才愈，脏虚未复，余邪未清，凡滋补之品，如猪、羊、鸡、鸭、鹅等肉，应宜少吃或不吃为妙，可以番薯代食，如温病后，邪若未解，饮食忌口，须当注意。"渠称谢而去。

八、痨瘵潮热

林某，年逾不惑，经商南洋。曾患咳嗽病进医院治疗未瘥，改就中医调治数月，病仍如故，决然回梓，延请中西医施治，症势加剧，甚至潮热盗汗，喉痛失音，食欲减退，夜不能寐。后延余诊视，望其形容憔悴，诊其脉息虽数，按久转缓，舌绛颇润，肌热消瘦，便秘溲赤。察其症势虽剧，论肺痨将至三期，势成束手，第脉数按久转缓，舌苔颇润、大便燥结，小溲短赤，正未甚虚，尚有生机。再四筹思，非加以调理，日食酌以不助劳火，徒藉药饵，难挽病机。在未进药时，先与病家约好，谨慎调护，注意忌口，日常惟以牛乳，鸡蛋代食，疗法柔肝滋肾，清养肺脏。处方：北沙参、阿胶珠、生山药、抱木神、川贝母、瓜蒌皮、甜杏仁、女贞子、北枸杞、石决明、金钗斛、糯米等药。叠服十剂，咳嗽、潮热、盗汗、喉痛、失音均瘥，食量渐增。嗣仿损其肺者益其气，疗法益气清金。处方：黄芪、沙参、川贝、知母、牛蒡、桑叶、甜杏仁、女贞子、生地、甘草、冬虫夏草等药。连服十剂，食增，潮热、盗汗、失音、喉痛均除，咳嗽十减八、九，便润，溲清。忽增肋间刺痛，细揣从前呕血遂止，凝淤内滞，延久入络，致令脉络不舒，疗法通络行淤，拟《金匮》旋复花汤加减：旋复花、茜草根、青葱营、当归须、炒桃仁、柏子仁、延胡索、三七末（冲），连服五剂，诸证悉瘳，善后拟归芍异功汤加味，叠服数剂、体渐复原。

九、络伤咯血

越数载，安氏（斯定）又患晨兴咯血盈枢，服药六日未止，延余诊脉，左手颤动，据述因击球所致，断为努力伤络，络管破裂。拟与补络补管汤（龙骨、牡蛎、山萸肉去核净，各三十克，三七六克，捣细，汤药送下赭石十八克），每日一剂，连服六日，血止。嘱其一年之内，补痕未复，勿遽劳动，动必再裂，四月疗愈。至五月末赴鼓岭避暑，晚凉同侣挽其登岭玩景，岭路高峻，步未数武，即觉气喘不舒，翌晨咯血，众劝速即服西药，渠拒之不服他药，急电催寄前服效方，续服三剂，症状消失，益信中药治病之灵效。秋后又患感冒，来所就诊，述及前事，始知原委。

十、悬饮肿喘

二十余年前，东阁林某，年逾古稀，患肿胀病。症经月余，脉沉弦紧，气喘，咳嗽，便秘，拟予十枣汤。按《伤寒论》制法及煎法与服，服后随即呕水，继以泻水五砙，从巅至踵，肿皆消退，唯足背未消，脉仍弦紧，拟以原方再进半剂，病人虑药峻，拒不肯服，后改服苓桂术甘汤收功。

十一、胸胁胀痛

詹翁，前清廪生，年届花甲。体力丰厚，素无他疾，食量极佳。突感晚餐噫气，夜卧胸腹牵掣两旁胁肋疼痛，不得安寐，待其胀减痛止即饥，亦不能寐，如此连发数夜，形容顿改，始延余诊视。望其面唇青白，诊其脉象弦涩，断其老年中虚气滞，枢运失司，化机迟钝，致令饱食胀痛交作，急宜节食，庶免病增，嘱其日常只可以牛乳代食，勿令其饥，毋使过饱。第脉显弦象，肝木内动，倘延食减，致成木乘土病，殊恐难治，姑先取其食，以缓脾胃，药用平木补土，拟以消补并进，佐些降逆。处方：戊己汤合旋复代赭石汤加减，潞党参、半夏曲、云茯苓、酒杭芍各九克，旋复花、生麦芽、生内金、白檀香、缩砂仁各六克，代赭石二十四克，水煎服，俾日食与药饵相互辅助，连进数剂，痛竟霍然。

十二、嗜温致吐

陈某，年逾不惑，体极丰厚。素患脾寒，性嗜温燥，居常竹战，彻夜不寐。一日斗至将晓，忽然战慄，同侣即备参附与服，时药未进，即延余诊视。察其脉显沉数，《内经》云："诸禁鼓慄，皆属于火。"审其素性嗜温，难免积热，脏气不无偏胜之弊，遂拟清解里热，佐以平肝阳之剂与服。渠尚畏凉，未敢遽进，再四开导，脉证为据，显有伏火可征，如药不对症，断不害病，倘温药沾唇，生命攸关，切陈利害，始颇相信，服之战慄遂平。从此嗜温变为喜凉。每年无论寒暑，均以鲜芦根、麦门冬、桑、菊代茶常饮，如偶患风寒，方内有陈皮、半夏，服之亦觉燥。渠与余颇知交，屡劝寒凉多进、久必体气偏胜，发生重病，奈其不以为然。越数载，忽患呕吐之症，如服稀粥米饮，呕必加剧，所呕均为黏涎痰沫，唯进面食，则不作呕，至药服清凉多呕，服温觉燥，殊难治疗。急就余诊视，拟进代赭旋复花汤变方，药虽能纳，而食不进，从前体极肥胖，由是肌肉渐瘦，细揣该症，非日食全变，徒借药力，无以为功。面嘱此症近于噎膈，米谷切禁，盖米饮善引涎上壅，势致多呕，必致胃滑，嗣后无论何物吃入，均不能转运，而况多吐，胃阳必败。嘱其以牛乳代食，间以麦片，线面等补充。如此历八月，虽饥瘦未复。而行动如恒，未觉疲惫，嗣进米谷，亦不觉呕，从此诸症告痊，体质复原。

十三、反胃呕吐

林某，年逾已立，经商南洋。素患胃病，呕吐酸浊，甚至食入即吐，形若噎膈。在洋入荷兰医院数次，服药罔效，嗣延中医诊治，愈治愈剧，症势垂危。病者虑为异地之鬼，决然回国。延请诸医疗治，皆未见效，始延余诊。到时望其形容憔悴，肌瘦骨立，呻吟床笫，仅延一息。询其病缠绵三载，始轻渐重，诊其脉息，弦中带缓，重按极弱，细察该症，噫气频频，土虚木侮，便秘，溲利，尚有生机。教其日以牛乳代食，拟代赭旋复花汤变方。处以潞党参、煮半夏、结云苓各九克，广化皮、木瓜曲、旋复花、杭白芍、生谷芽、生内金各六克，代赭石二十四克、生姜片四点五克，间以半夏薯蓣粥两方。轮服十余剂，症势日渐转机。噫气稍平，大便已通，嗣以戊己汤加减。处潞党参、结云苓、白术、广皮、酒芍各九克，木瓜曲、谷麦芽（生）、生内金各六克，日唯牛乳代食，计已两月之久，食入不吐，胃痛呕酸均并除，颜容转换，体力复原。病者喜出望外，亲自造寓道谢，述此次重病，实无生望，讵料先生施以仁术、立起沉疴，感德无既，意拟再度远洋，犹虑夙疾复发，就医困难。余曰：“尔病乃由劳逸不节，饥饱失时，中气先伤，木邪犯土，治不得法，以致轻而变重。凡遇饥胃伤，必受木侮，枢运失司，消化无权，非节制饮食，滋养胃肠，断难收效。所以如遇重发，仍照此法行之，虽不速愈，谅不至重”。病者领教，称谢而去。隔今十余载，并未重发，且身体比前转健。可知治病须有活法，非徒以方药了事。

十四、悍气便秘

一九一二年，余悬壶高山。时有西班牙籍天主教章神甫，便秘三天，经服西药泻剂多种未效。延余诊视，察其表和、舌净、不渴、溲利，自虑大便多日不下，恐致重病。诊脉沉数而实，心下微鞕。细揣由于悍气为患，法当峻下，拟与大承气汤，服后便下无恙。翌日特来诊所，谈及中药治病效验如许显著，殊出意料之外。余答曰：“中医乃辨证施治，尔系悍气为患，应以峻剂急下，如投其他泻药，恐无济于事，故尔屡服，便仍滞不行。”渠云：“年轻时，因患便秘，曾发重病，从此有病，服药尤为谨慎。此后，每有小病，必来求教”。

十五、湿困便秘

林某，年届知命，体质羸弱。素患胃痛，始嗜温补，继喜凉破，多食楂类，最忌便秘，闭则胃痛加剧。偶有风寒，稍温亦不敢服，唯喜辛凉，或服能通便之药，如蒌实、麻仁、枇叶、川贝等，服之便通病瘥，亦无他患。是年忽患吐血、便血、上下充斥，乃延余诊视，均以理中、归脾、异功、化血丹诸方治愈。嗣后食量增加，便秘十余日不行，小溲颇利，未觉痛苦，惟便秘过久，食后多嗳，但不觉阻，病者唯求通便之方。察其脉息极弱，细揣脉弱便秘，是属中虚，胃降无权，仿转运降逆法，拟旋复代赭石汤变方。服后便秘如故，又仿润下法，拟五仁加归、芍、牛膝等，便仍不行。病家敦促，便苦再秘，恐致食减。再四筹思，脉弱怠缓，舌胖苔白，常咯滑痰，虽然溲利便秘，断非燥秘，仍脾不能为胃行其津液。想该病为脾虚湿困，亦不能为胃行其津液，致使便秘，非先运脾湿，断难通便。拟四君子汤，重用苓、术以运脾中之湿，列方与阅，病者颇知药性，云此药止泻，何能通便？设非吐血后所投诸方，均有效验，况渠素喜凉破，唯患便秘，此次便秘有半月之久，投以参、术未必肯服，幸开导其理，渠颇相信，尽量服之，大便果通，并无燥结。继之便溏，日泻五六次，或夹杂不化食物，经投温固导湿诸法，均无一效，险至束手无策。揣其中气极虚，汤药饮服，未能吸收，至于饮食杂物，难免无滑便之弊，非日食全变，殊难收效。仿调护初生婴儿法，拟以四味护脾散加味，如茯苓、淮山、芡实、莲子，少加麦芽、谷芽等味，研成细末，加些砂糖，日常炖糊当食，三餐谷类概禁，寓药于食，服至半月告愈。

十六、伏热致肿

某青年，盛暑涉水，热伏在里，致患肿胀病，余投以越婢加术汤，六剂而愈。

按：越婢加术汤为麻黄、石膏、甘草、生姜、大枣加白术。越婢汤，《金匮》乃治风水恶风，一身悉肿，脉浮不渴，续自汗出，无大热者。加白术，在于使越婢汤发汗而不致多汗也。盛暑涉水，而受水湿，热伏在里，致患肿胀，故用麻黄发汗而利水，石膏泄其伏热，白术健脾胜湿，甘草、姜、枣为和中气，调营卫，并能协助发汗而利水。

十七、茎肿癃闭

族某武榜，年逾花甲，患癃闭证。经延数医，投入利尿，滋肾、通关诸方，愈通愈闭。每日解溲，不下百次，每次只通数滴，甚至点滴俱无，始延余诊治，并拟请某西医导尿。当诊脉时，甫按脉，病者即行解溲，一时之久，解溲数十次，未能诊其精确脉息。据病者云，如此有两日之久，坐卧不安。询渠阴茎肿否？据答比平时肿约数倍。细揣茎肿窍闭，非施外治手术，纵有效方，亦难济病，再四筹思，中药有何妙品可以消肿？忽悟白矾味酸而涩，功能消毒收敛，该病多由火湿所致，因教病者用小便和矾磨浓汁，将阴茎浸其中，取其同气相求，以溺引溺之意，其小便能引火下行。约浸半小时，溲出盈碗，再浸许久，又通盈盆，茎肿亦消，从此病除，某西医至时，询其病因，余则与谈，顷施外治法，小溲已通。某西医极赞治病巧思灵妙，并云："西法遇外肿溺癃，亦须先消其肿，而后透溺，如肿未消，亦难骤用透溺器械。"参其所陈治法，如用西药消肿，溺通未必如许之速，因用小便磨矾，消中兼行，所以效如桴鼓。可知治病在于临时变通，此亦是法外之法。中医历来治病，活法颇多，因秘弗传，后人无所仿效，惜哉！此余四十余年前之治验也。

十八、积淤癃闭

患者陈××，男，年届知命，务农为业。因车水跌伤少腹，致小溲不通，腹胀如鼓，食欲不振，少腹微痛，唯有口渴。曾入某医院施术未效。就余诊治。按脉沉而弦，细揣内有停淤，当以育阴泻火，理气化淤为治。拟先与纯阴化阳汤加丹参、乳没、熟地三十克，元参九十克，油肉桂一克，车前子、丹参、乳香、没药各九克，服后，至家溲通两次，续服一剂，溲癃遂除。嗣以便秘，少腹疼痛，改予救土通肠汤合活络效灵丹：元参六十克，当归三十克，生地三十克，川朴三克，川麻一点五克，火麻一点五克，乳香四点五克，没药四点五克，丹参四点五克，服药遂愈。

十九、心肾不交癃闭

周××，男，年逾弱冠，业农，住海口官衙尾。因劳累过度，致患癃闭，小溲点滴不通，住某医院治疗两星期，透溺手术，屡施殆尽，终无一效，出院就余诊治。按脉洪而数，由秋暑内袭，火迫心经，心肾不交，遂成癃闭重恙。先与凉心利水汤加味：麦门冬三十克，茯神十五克，车前子九克，莲子心三克，油肉桂一点五克，黄连三克，连服四剂，通而复闭，改服桂附八味丸：熟地三十克，茯苓十五克，淮山十五克，石枣十五克，丹皮九克，泽泻九克，附子三克，油桂三克，服后，溲出如注，遂差。

二十、肺燥癃闭

农民某，患癃闭症。小溲点滴俱无，中满作胀，口极燥渴，投利水药不应，想非膀胱火旺，谅系肺燥所致。《内经》云：“膀胱者，州都之官，津液存焉，气化则能出矣。”若上焦之气不化，由于肺气之热，盖肺为金脏，肺燥则金不生水，投利水之药，恐耗肺气，故愈行水，而愈不行，治宜益其肺气，助其秋金，则水自生焉，拟予参麦散，重用西洋参，麦门冬，加黄芩少许，服二剂而小便畅通矣。

二十一、婴儿呕乳

杨儿，年才周岁，患呕乳病。经延数医治疗，概投止呕之药，随服随呕，病家惊惶无措，延余诊视。到时察该儿形色无异，指纹不变，二便如常，唯吮乳即呕，忽悟呕乳之弊，令其停乳，来日进药。病家告以停乳即啼，教其乳儿啼时，须以物与玩，俟停啼少顷与乳，不可随啼随哺，经常哺乳须减半，多减更妙，二日观察其吮乳极饱，嘻笑如常，并不呕吐。病家云：“自先生指教，按照施行，所吮之乳不呕，此为何病？”余云：“先由哺乳不节，停蓄胃间，偶尔作呕，遽于延医，医家不察致病之由，妄投药饵，而况乳药间隔未久，夹杂不化，呕必加剧。教尔停乳，俾所积滞则逐渐运化，待其饥时与乳，自必无病。”凡婴孩最忌过于饱暖，往往发生疾病。所以北宋儿科名医钱乙云：“若要小儿安，须带三分饥与寒。”历观富裕之家，婴儿娇生惯养，易致夭殇，皆由不知摄生之道，喂护不得其法，虽幸及长，势必多病，体质不实。小儿最耐饥寒，所以贫寒之家，喂儿不郑重，听其啼饥号寒，久成习惯，甚少害病，居多易长，体质并不羸弱，由此可知摄生宜自少而导之，谚云：“一贫未必饥寒死，百病多因饱暖生。”洵然也。

怀箴堂治验录

目　录

临证医话

一、时疫发狂

林妇，年二十八岁。沾患时疫，乳房结核，连及腋下，憎寒壮热，头痛，目赤，苔黄，口渴，呕吐，二便均闭，投以重剂活血解毒汤合白虎汤，加公英、银花、地丁、紫背天葵、竹茹、花粉、鲜菊叶等味先后加减，连服数剂，继与大承气汤加羚、犀、藏红花等药，每日两剂，连服五天，热退神清，诸证悉减，知饥思食，二便均利，日食番薯为餐。不意热退四天，是日午后，病者突然狂乱，逢人便咬，举家惊惶，促余诊视。见其篝灯床前，病者注视灯光，神志不宁，诘之亦不知所对，急予吹熄灯灭，诊其脉缓，遂嘱家人不必惊惶，此因热邪虽退，余焰未清，且白书点灯，迫近病人，致其望火生晕，发生狂乱。众闻余言，均未置信。嗣病者神清，询其究竟，据云："因望火生晕，由小及大，连床著火，所以大惊发狂，火熄则神清，至询之不答，系因惊思未定，欲语不得"。众人闻言，咸皆信服。

二、伏邪内闭

吴氏少女，秋后患伏暑病。渠家深信某名医叠诊四五天，病延转剧，不省人事，乃延余诊视。诊其脉浮数，中按稍缓，拟以宣窍导痰法变方。未服药时，该名医已到，阅所定之方，与渠之意颇浃，嘱病家再延余复诊。乃余到时面述该症昏迷极重，本日曾延王、林两医，所定药方与尔颇同，今夜务留商诊，拟此如何治法？余云："神既极昏，热反有限，非专用宣窍搜邪，药恐无济，议以局方至宝丹叠服不断"，俾药力接续，陷邪渐解，连进七枚，神识始清，续投竹叶、石膏，清热保津，甘寒生液等法变方，先后续进，热退神清，惟余火未清，食量不增，挽留隔宿再诊，是晚八时，病者突然狂乱，当致变时，余与该名医同席晚餐，闻变趋视，见其近床悬一电灯，病人注视灯光，狂乱啮人，余面责其家人电灯放置太近，即令其移远，床中忽暗，狂乱旋止，病家惊惶，穷诘因何致变？该名医亦不解其所然。余云："凡火症初瘥，余火未清，注视火光，势致内火灼动，发为狂乱，谅不至变生他症。"病家与名医闻之均不深信。余告其十余年前，治林妇变症，恍然与此相似，确有根据，并非枉撰，嗣后病无他变，症渐痊愈。可知病家看护务要留心，稍不谨慎，轻则无故破费，徒受虚惊，重则变病百出，生命攸关，岂可忽视耶？

三、湿邪内蕴

翁某，三十岁，业农兼商，仲秋赴南平采办杉木。

适该地疟疾流行，翁亦罹病，就医服药均未见效。彼恐迁延致重，即束装返里。经医调治，投以加减小柴胡汤、清脾饮、达原饮，清营捍疟法等方均罔效，甚至发时不省人事，须待热退神识方清，继投以搜除络邪如至宝、紫雪等药，亦未见效，诸医束手，始延余诊视。到时寒热尚未发作，神识尚清，诊其脉息怠缓，舌苔白滑。自诉口觉微渴，脘阻欲呕，大便秘结，小溲短赤。诊后不久，复寒热大作，神识昏迷。据云："发热时曾吃梨、甘蔗等，又阅前投诸方，多杂有甘凉之品。盖邪被遏抑不得外达，而药不对症，势必加剧。断为湿邪内蕴、客于募原，发则邪气弥漫，以致不省人事；退则其邪尽伏，所以神识清醒，并非温邪内陷心包可比，故用至宝、紫雪不应；又非少阳正疟时疟，故投以小柴胡汤、清脾饮、达原饮、清营捍疟法等，亦告罔效。遂用雷少逸宣窍导痰法及温胆汤去甘草，加藿春、菖蒲、远志、郁金、大黄、川朴、杏仁、白蔻、滑石、通草等味出入投之，并嘱其服药时间应在热退或热未发前一、二小时服之，当发热时，切勿服药。于病邪初退，药宜急追，俾药力接续，伏邪易解。五日之间，叠进十余剂，诸证告痊。可知病有千变，药宜活用，纵使对症用药，设非急追，亦难速效，操司命者，岂可泥守。

四、春温晚发

一九一七年，返县悬壶。适有西班牙籍天主教安斯定司铎，因患午后发热，曾服西药两星期不解，延余诊治。病者无汗，渴而喜饮，按脉浮数，断为春温晚发，予清凉透热法：鲜芦根、石膏、连翘、竹叶、淡豉、绿豆衣等，嘱须每日早午晚叠服三剂，热邪必解。渠问："何不急除？"余答云："伏邪为病，热宜缓解，急必加剧。"彼悟日前高热，延某西医治疗，投药之后，汗出热退，次日反剧，始允日服三剂，九日热退病除，渠益信余言不谬。

五、寒热半载

某妇人，寒热往来半年之久，脉弦缓，苔薄白，口渴，胸满，喜呕，拟小柴胡汤去夏加瓜蒌根，药量极轻，每剂只七、八钱，去滓再煎，连服二剂而愈。可知依仲景之法配服，效如桴鼓，后人好用经方，并不依法配药，杜撰温施，殊为可叹！至阅叶氏所著《本事方释义》《全生指迷批本》《温热论》及《景岳全书发挥》等书。唯《景岳全书发挥》稿藏于家，后人欲刊无力，至道光年间，五世孙普卿，始刊行于世。叶氏自序云："自古医书已备，学者神而明之，临机应变，治病有余。"可知叶氏信古而泥古，并不轻议前人。《景岳全书发挥》非辨景岳也，辨崇信景岳偏执温补之误，非辨崇信景岳也，辨天下后世受偏执温补之害，有莫知其非者，以致贻误于无穷也云。

六、嗜酒致痢

王某，年将知命，素有阿芙蓉之癖，性嗜薛曲。仲夏沾患泻痢，症延五阅月，饮食如常，每至鸡鸣，少腹作痛，叠下数次，经某名医诊治，投药百剂，均未见效。迨至菊末，下痢日剧，始延余诊视。问其病因，素常便秘，迟至五六天始通，甚至必假清导丸之力，斯由吸烟之弊，今则烟瘾未断，何以泻痢不痊，食欲未减，亦无他病，察其脉缓带弦，断为饮酒湿热客溜于下焦，邪干大肠，致成浊痢。渠云："数月以来，并无饮酒，谅非酒病，先生勿以酒病治之。"参其症状，腹始无痛，继则腹痛而后下，乃由肝风内震，风湿相搏，所以痛绕少腹，每交子、丑之后必腹痛而溏泄，便浊，溲短，阅前所投之剂，皆全盘托方，或分消，或导滞，或以补脾固涩，或以温固下焦，最终多投参苓白术散，理中，四神，脾肾双补等方，概系隔靴搔痒，不能探本求源，以致未获一效。余主调肝熄风，佐以分利导湿之剂，拟柴、芍、茯苓、白头翁、青皮、秦皮等味，服后腹痛已除，但泻痢未减。时有福州林某，在渠家教读，斋设楼上，渠之卧室即居楼下，翌晨告余，昨夜渠有瘥，余问："尔安知耶？"答云："数月来，余在楼上，夜半必闻呻吟之声，吵不安寐，昨夜未闻呻吟，谅系大瘥。”余曰：“腹痛虽除，该方恐未必的渠之病，泻不能止。”后渠起身，趋进复诊，询其昨夜症变如何？渠曰：“腹痛已瘥，泻仍如故。”林某极赞余诊断如神，后再进二方，腹痛虽无，而泻痢仍未瘥减，嗣与病者族叔晤谈，询渠有生命危险否？余曰：“该症虽无关重要，初诊疑渠嗜酒所致，唯渠云：“并无饮酒，切勿以酒病治之，而探讨病因，投药断难取效。”渠叔云：“未病前确有饮酒，因其丧子焦烦，寤不成寐，每夜抽烟后，必假酒力而睡，辄饮酒酿。”后再复诊穷诘，渠曰：“前曾叠夜饮酒即睡，嗣后并无再饮。”余曰：“尔述病极忽略，余询未病前有饮酒否？尔将病后并无饮酒而答，此乃所答非所问，费余猜疑，夜半饮酒就寝，即是种病原因，今余得其窍要，两剂必收效果。”遂仿叶氏法，拟茵陈，白芷、黄柏、秦皮、藿香、苓皮等味与服，连进二剂，病竟霍然，而数月泻痢，以寥寥数味获愈，非精于医理，闻之未必深信，可知操医术者，临床诊病，当思权变，切勿泥守成法。尤须参酌根本治疗，自能药到病除。

七、滞下夹血

某农民，腹痛滞下夹血，春正晚间来诊。据述旧历中旬后发病，症延半年，脉沉弦紧，舌净不渴，食减不多，下利日夜计下多则一二十次，少则七八次，痛则辄下，夜烦不寐，晨兴必下一次，先与通变白头翁汤加味，付与速服。嘱渠明早再复诊，渠提方将去，余反疑痛处查未清楚。询之，据云：“脐中牵引少腹作痛。”改予四逆，槐花二散，药重只七钱许，研与为末煎服，服后，自晚迄晨未下，前来复诊，述服药后，痛下均除，要服补剂以善其后，余答：“不必服补剂。”渠云：“旧瓜致病，服药半年，每剂四五角或一二角不等，昨日服药，价不及角，竟能愈病。”余云：“对症下药，不在药费贵贱，如恐未愈，将服之方带回，发时再服，但尔病半年才愈，脏虚未复，余邪未清，凡滋补之品，如猪、羊、鸡、鸭、鹅等肉，应宜少吃或不吃为妙，可以番薯代食，如温病后，邪若未解，饮食忌口，须当注意。”渠称谢而去。

八、痨瘵潮热

林某，年逾不惑，经商南洋。曾患咳嗽病进医院治疗未瘥，改就中医调治数月，病仍如故，决然回梓，延请中西医施治，症势加剧，甚至潮热盗汗，喉痛失音，食欲减退，夜不能寐。后延余诊视，望其形容憔悴，诊其脉息虽数，按久转缓，舌绛颇润，肌热消瘦，便秘溲赤。察其症势虽剧，论肺痨将至三期，势成束手，第脉数按久转缓，舌苔颇润、大便燥结，小溲短赤，正未甚闩，尚有生机。再四筹思，非加以调理，日食酌以不助劳火，徒借药饵，难挽病机。在未进药时，先与病家约好，谨慎调护，注意忌口，日常惟以牛乳，鸡蛋代食，疗法柔肝滋肾，清养肺脏。处方：北沙参、阿胶珠、生山药、抱木神、川贝母、瓜蒌皮、甜杏仁、女贞子、北枸杞、石决明、金钗斛、糯米等药。叠服十剂，咳嗽、潮热、盗汗、喉痛、失音均瘥，食量渐增。嗣仿损其肺者益其气，疗法益气清金。处方：黄芪、沙参、川贝、知母、牛蒡、桑叶、甜杏仁、女贞子、生地、甘草、冬虫夏草等药。连服十剂，食增，潮热、盗汗、失音、喉痛均除，咳嗽十减八、九，便润，溲清。忽增肋间刺间，细揣从前呕血遂止，凝淤内滞，延久入络，致令脉络不舒，疗法通络行淤，拟《金匮》旋复花汤加减：旋复花、茜草根、青葱管、当归须、炒桃仁、柏子仁、延胡索、三七末（冲），连服五剂，诸证悉瘳，善后拟归芍异功汤加味，叠服数剂、体渐复原。

九、络伤喀血

越数载，安氏（斯定）又患晨兴喀血盈，服药六日未止，延余诊脉，左手颤动，据述因击球所致，断为努力伤络，络管破裂。拟与补络补管汤（龙骨、牡蛎、山萸肉去核净，各三十克，三七六克，捣细，汤药送下赭石十八克），每日一剂，连服六日，血止。嘱其一年之内，补痕未复，勿遽劳动，动必再裂，四月疗愈。至五月末赴鼓岭避暑，晚凉同侣挽其登岭玩景，岭路高峻，步未数武，即觉气喘不舒，翌晨咯血，众劝速即服西药，渠拒之不服他药，急电催寄前服效方，续服三剂，症状消失，益信中药治病之灵效。秋后又患感冒，来所就诊，述及前事，始知原委。

十、悬饮肿喘

二十余年前，东阁林某，年逾古稀，患肿胀病。症经月余，脉沉弦紧，气喘，咳嗽，便秘，拟予十枣汤。按《伤寒论》制法及煎法与服，服后随即呕水，继以泻水五礓，从巅至踵，肿皆消退，唯足背未消，脉仍弦紧，拟以原方再进半剂，病人虑药峻，拒不肯服，后改服苓桂术甘汤收功。

十一、胸胁胀痛

詹翁，前清廪生，年届花甲。体力丰厚，素无他疾，食量极佳。突感晚餐噫气，夜卧胸腹牵掣两旁胁肋疼痛，不得安寐，待其胀减痛止即饥，亦不能寐，如此连发数夜，形容顿改，始延余诊视。望其面唇清白，诊其脉象弦涩，断其老年中虚气滞，枢运失司，化机迟钝，致令饱食胀痛交作，急宜节食，庶免病增，嘱其日常只可以牛乳代食，勿令其饥，毋使过饱。第脉显弦象，肝木内动，倘延食减，致成木乘土病，殊恐难治，姑先取其食，以缓脾胃，药用平木补土，拟以消补并进，佐些降逆。处方：戊己汤合旋复代赭石汤加减，潞党参、半夏曲、云茯苓、酒杭芍各九克，旋复花、生麦芽、生内金、白檀香、缩砂仁各六克，代赭石二十四克，水煎服，俾日食与药饵相互辅助，连进数剂，痛竟霍然。

十二、嗜温致吐

陈某，年逾不惑，体极丰厚。素患脾寒，性嗜温燥，居常竹战，彻夜不寐。一日斗至将晓，忽然战栗，同侣即备参附与服，时药未进，即延余诊视。察其脉显沉数，《内经》云："诸禁鼓傈，皆属于火。"宙其素性嗜温，难免积热，脏气不无偏胜之弊，遂拟清解里热，佐以平肝阳之剂与服。渠尚畏凉，未敢遽进，再四开导，脉证为据，显有伏火可征，如药不对症，断不害病，倘温药沾唇，生命攸关，切陈利害，始颇相信，服之战傈遂平。从此嗜温变为喜凉。每年无论寒暑，均以鲜芦根、麦门冬、桑、菊代茶常饮，如偶患风寒，方内有陈皮、半夏，服之亦觉燥。渠与余颇知交，屡劝寒凉多进、久必体气偏胜，发生重病，奈其不以为然。越数载，忽患呕吐之症，如服稀粥米饮，呕必加剧，所呕均为黏涎痰沫，唯进面食，则不作呕，至药服清凉多呕，服温觉燥，殊难治疗。急就余诊视，拟进代赭旋复花汤变方，药虽能纳，而食不进，从前体极肥胖，由是肌肉渐瘦，细揣该症，非日食全变，徒借药力，无以为功。面嘱此症近于噎膈，米谷切禁，盖米饮善引涎上壅，势致多呕，必致胃滑，嗣后无论何物吃入，均不能转运，而况多吐，胃阳必败。嘱其以牛乳代食，间以麦片、线面等补充。如此历八月，虽饥瘦未复。而行动如恒，未觉疲惫，嗣进米谷，亦不觉呕，从此诸症告痊，体质复原。

十三、反胃呕吐

林某，年逾已立，经商南洋。素患胃病，呕吐酸浊，甚至食入即吐，形若噎膈。在洋入荷兰医院数次，服药罔效，嗣延中医诊治，愈治愈剧，症势垂危。病者虑为异地之鬼，决然回国。延请诸医疗治，皆未见效，始延余诊。到时望其形容憔悴，肌瘦骨立，呻吟床笫，仅延一息。询其病经绵三载，始轻渐重，诊其脉息，弦中带缓，重按极弱，细察该症，噫气频频，土虚木侮，便秘，溲利，尚有生机。教其日以牛乳代食，拟代赭旋复花汤变方。处以潞党参、煮半夏、结云苓各九克，广化皮、木瓜曲、旋复花、杭白芍、生谷芽、生内金各六克，代赭石二十四克、生薑片四点五克，间以半夏薯蓣粥两方。轮服十余剂，症势日渐转机。噫气稍平，大便已通，嗣以戊己汤加减。处潞党参、结云苓、白术、广皮、酒芍各九克，木瓜曲、谷麦芽（生）、生内金各六克，日唯牛乳代食，计已两月之久，食入不吐，胃痛呕酸均并除，颜容转换，体力复原。病者嘉出望外，亲自造寓道谢，述此次重病，实无生望，讵料先生施以仁术、立起沉病，感德无既，意拟再度远洋，犹虑夙疾复发，就医困难。余曰："尔病乃由劳逸不节，饥饱失时，中气先伤，木邪犯土，治不得法，以致轻而变重。凡遇饥胃伤，必受木侮，枢运失司，消化无权，非节制饮食，滋养胃肠，断难收效。所以如遇重发，仍照此法行之，虽不速愈。谅不至重。病者领教，称谢而去。隔今十余载，并未重发，且身体比前转健。可知治病须有活法，非徒以方药了事。

十四、悍气便秘

一九一二年，余悬壶高山。时有西班牙籍天主教章神甫，便秘三天，经服西药泻剂多种未效。延余诊视，察其表和、舌净、不渴、溲利，自虑大便多日不下，恐致重病。诊脉沉数而实，心下微鞭。细揣由于悍气为患，法当峻下，拟与大承气汤，服后便下无恙。翌日特来诊所，谈及中药治病效验如许显著，殊出意料之外。余答曰："中医乃辨证施治，尔系悍气为患，应以峻剂急下，如投其他泻药，恐无济于事，故尔屡服，便仍滞不行。"渠云："年轻时，因患便秘，曾发重病，从此有病，服药尤为谨慎。此后，每有小病，必来求教”。

十五、湿困便秘

林某，年届知命，体质羸弱。素患胃痛，始嗜温补，继喜凉破，多食楂类，最忌便秘，闭则胃痛加剧。偶有风寒，稍温亦不敢服，唯喜辛凉，或服能通便之药，如蒌实、麻仁、枇叶、川贝等，服之便通病瘥，亦无他患。是年忽患吐血、便血、上下充斥，乃延余诊视，均以理中、归脾、异功、化血丹诸方治愈。嗣后食量增加，便秘十余日不行，小溲颇利，未觉痛苦，惟便秘过久，食后多嗳，但不觉阻，病者唯求通便之方。察其脉息极弱，细揣脉弱便秘，是属中虚，胃降无权，仿转运降逆法，拟旋复代赭石汤变方。服后便秘如故，又仿润下法，拟五仁加归、芎、牛膝等，便仍不行。病家敦促，便苦再秘，恐致食减。再四筹思，脉弱怠缓，舌胖苔白，常喀滑痰，虽然溲利便秘，断非燥秘，仍脾不能为胃行其津液。相该病为脾虚湿困，亦不能为胃行其津液，致使便秘，非先运脾湿，断难通便。拟四君子汤，重用苓、术以运脾中之湿，列为与阅，病者颇知药性，云此药止泻，何能通便？设非吐血后所投诸方，均有效验，况渠素喜凉破，唯患便秘，此次便秘有半月之久，投以参、术未必肯服，幸开导其理，渠颇相信，尽量服之，大便果通，并无燥结。继之便溏，日泻五六次，或夹杂不化食物，经投温固导湿诸法，均无一效，险至束手无策。揣其中气极虚，汤药饮服，未能吸收，至于饮食杂物，难免无滑便之弊，非日食全变，殊难收效。仿调护初生婴儿法，拟以四味护脾散加味，如茯苓、淮山、芡实、莲子，少加麦芽、谷芽等味，研成细末，加些砂糖，日常炖糊当食，三餐谷类概禁，寓药于食，服至半月告愈。

十六、伏热致肿

某青年，盛暑涉水，热伏在里，至患肿胀病，余投以越婢加术汤，六剂而愈。

按：越婢加术汤为麻黄、石膏、甘草、生姜、大枣加白术。越婢汤，《金匮》乃治风水恶风，一身悉肿，脉浮不渴，续自汗出，无大热者。加白术，在于使越婢汤发汗而不致多汗也。盛暑涉水，而受水湿，热伏在里，至患肿胀，故用麻黄发汗而利水，石膏泄其伏热，白术健脾胜湿，甘草、姜、枣为和中气，调营卫，并能协助发汗而利水。

十七、茎肿癃闭

族某武榜，年逾花甲，患癃闭证。经延数医，投入利尿，滋肾、通关诸方，愈通愈闭。每日解溲，不下百次，每次只通数滴，甚至点滴俱无，始延余诊治，并拟请某西医导尿。当诊脉时，甫按脉，病者即行解溲，一时之久，解溲数十次，未能诊其精确脉息。据病者云，如此有两日之久，坐卧不安。询渠阴茎肿否？据答比平时肿约数倍。细揣茎肿窍闭，非施外治手术，纵有效方，亦难济病，再四筹思，中药有何妙品可以消肿？忽悟白矾味酸而涩，功能消毒收敛，该病多由火湿所致，因教病者用小便和矾磨浓汁，将阴茎浸其中，取其同气相求，以溺引溺之意，其小便能引火下行。约浸半小时，溲出盈碗，再浸许久，又通盈盆，茎肿亦消，从此病除，某西医至时，询其病因，余则与谈，顷施外治法，小溲已通。某西医极赞治病巧思灵妙，并云："西法遇外肿溺癃，亦须先消其肿，而后透溺，如肿未消，亦难骤用透溺器械。"参其所陈治法，如用西药消肿，溺通未必如许之速，因用小便磨矾，消中兼行，所以效如桴鼓。可知治病在于临时变通，此亦是法外之法。中医历来治病，活法颇多，因秘弗传，后人无所仿效，惜哉！此余四十余年前之治验也。

十八、积淤癃闭

患者陈××，男，年届知命，务农为业。因车水跌伤少腹，至小溲不通，腹胀如鼓，食欲不振，少腹微痛，唯有口渴。曾入某医院施术未效。就余诊治。按脉沉而弦，细揣内有停淤，当以育阴泻火，理气化淤为治。拟先与纯阴化阳汤加丹参、乳没、熟地三十克、元参九十克、油肉桂一克，车前子、丹参、乳香、没药各九克，服后，至家。

谈洋人信仰中医

一、1912年余在高山行医。时有西班牙籍天主教章神甫，便闭三天，经服西药泻剂多种未效，延余诊视，察其表和、舌净、不渴、溲利、自虑多日不下，恐发重病，要求用中药治疗。诊其脉沉数实，心下微鞕。究由于悍气为患，法当峻下，拟予大承气汤，服后便下无恙。翌日特来诊所及中药治病效验为许显著，殊出意料之外。余答云："中医乃辨证施治，尔系悍气为患，法当峻下，如投其他泻剂，恐无济于事，故而屡服，便仍滞不行。"渠云："青年时因患便闭，曾发重病，从此有病，服药尤为谨慎"。此后每有小病，必来求教。

二、1917年返县悬壶，又治一西班牙籍天主教神甫安斯定（译音），午后发热，曾服西药两星期不解，延余诊治，按服浮数，断为春温晚发，嘱须每日早午晚叠报三剂，连服三四天，热邪必解。渠问："何不急除？"余答云："伏邪为病，热宜缓解，急则加剧"。彼悟日前高热，延西医治疗，投药之后，汗出热退，次日反剧，始介日服三剂。余则应用宣解清热之剂，九日热退病除，渠益信余言不谬。逾数年又患早晨咯血盈瓯，服药六日未止，又延请余诊，脉左关芤动，据述击球所致，断为努力伤络，络管破裂，拟与补络补管汤（龙骨、牡蛎、山萸肉去核净各一两，三七二钱捣细药汤送下，赭石六钱），每日一剂连服六日血止，嘱其一年之内补痕未老，勿遽劳动，动必再裂，四月疗愈。至五月末赴鼓岭避暑，晚凉同伴挽其登岭玩景，步未数武，即觉气喘不舒，翌晨咯血，众劝服西药，渠则拒之不服，急电催寄前服效方，续服六剂，症状消失，益信中药治病之灵效。秋后患感来所诊治，述及前事，始知原委。

怀箴堂治验录

俞介庵遗稿

一、反胃呕吐

林某年三十余，经商南洋，夙患胃痛，呕吐酸浊，甚至食入即吐，形若噎膈。在洋入荷兰医院数次，服药罔效，嗣延中医诊治，愈治愈剧，证势垂危，病者恐为异乡之鬼，不得已决然回国。经请数医疗治，均无一效，始延余诊视，望其形容憔悴，肌瘦骨露，呻吟床笫，仅存一息。查其病缠绵三载，始轻渐重，诊其脉息，弦中带缓，重按极弱，细察该证，噫气频频，土虚木侮，便闭，溲利，尚有生机，教其日以牛乳代餐，投以代赭旋复汤变方，潞党参、煮牛夏、结云苓各三钱，广化皮、木瓜曲、旋复花、杭白芍、生谷麦芽、生内金各二钱，代赭石八钱，老生姜（切）一钱五分。间以半夏薯蓣粥两方，轮服十余剂，证势日渐转机，噫气稍平，大便已通。嗣以戊己汤加减，用潞党参、结云苓、白术、广皮、酒芍各三钱，木瓜曲、谷麦芽（生）、生内金各二钱。日唯牛乳代餐，计两月之久，食入不吐，胃痛呕酸均除，颜容转焕，体力复原，病者喜出望外，亲自登门道谢，并述此次重病，实无生望，讵料先生施以仁术，立起沉疴，感德无既，意拟重渡南行，犹虑夙疾复发，路途遥远，求治无由，余曰："尔病乃由劳役不节，饥饱失时，中气先伤，木邪犯土，治不得法，以致轻而变重。凡遇饥胃伤，必受木侮，枢运失司，消化无权，非节制饮食，滋养胃肠，断难收效，所以如遇重发，仍照此法行之，虽不速愈，谅不致重。"病者领教，称谢而去，隔今十余载，并未复发，且身体比前较健。可知治病须有活法，非徒以方药了事。

二、滞下夹血

治一某农民，腹部作痛，滞下夹血，春正晚间来诊，据述去岁七月中旬发病，症延半年，脉沉弦紧，舌净，不渴，溲利，日夜计下多则一二十次，少则七八次，痛则辄下，夜烦不寐，晨兴必下一次，且系脐中牵引小腹作痛，认为该症无关厥阴，给子四逆、槐花二散合剂、(柴胡、芍药、枳壳、甘草、槐花、侧柏叶、荆芥)，药重只七钱，研为粗末煎服，服后自晚迄晨未下，前来复诊，述服药后，痛下均除，要服补剂以善其后，余云："不必服补剂。"渠云："旧瓜致病，服药半年，每剂四五角或一二角不等，昨服之药，价不及角，竟能愈病。"余云："对症下药，不在药费贵贱，如恐未愈，将服愈之方带回，发时再服，但尔病半年才愈，脏虚未复，余邪未清，凡滋补之品如猪、羊、鸡、鸭、鹅等肉，应宜少吃或不吃为妥。唯番薯为病后最好营养品，多吃有益无害，余凡治病多教人吃食番薯，如温病后邪如未解，米肉食之有害，经云："食谷则复，食肉则遗。"饮食忌口须当注意，渠则称谢而去。

三、治病宜注意调护

一、林某，年逾四旬，经商南洋，曾患咳血，进入医院治疗未瘥，改就中医调治数月，病仍如故，遂毅然回梓，延请中西医施治，病势加剧，潮热盗汗，喉痛失音，食欲减退，夜不能寐。后延余诊视，望其形容憔悴，诊其脉息虽数而按久转缓，舌绛颇润，肌热消瘦，便闭溲赤，症属肺痨，势甚重笃；第以脉息、舌苔推断，似尚未至绝望，再四筹思，此症若徒借药饵，无济于事，非调护辅助，恐难挽病机。乃先与病者约，须谨慎调护，食物注意禁忌，日常惟以牛乳、鸡蛋代食。继投以柔肝、扶胃、滋肾、清肺之品。处方：北沙参、阿胶珠、生山药、抱木神、川贝母、瓜蒌皮、甘杏仁、女贞子、北枸杞、石决明、金钗斛、糯米等药，叠服十剂，咳嗽、潮热、盗汗、喉痛、失音均瘥，食量渐增。嗣仿"损其肺者益其气"，法主益气清金，处方：黄芪、沙参、川贝、知母、牛蒡、桑叶、甘杏、生地、甘草、冬虫夏草等药，连服十剂，食增，潮热、盗汗、失音、喉痛均除，咳嗽十减八九，便润，溲清，但觉胸胁刺痛，细揣从前呕血遽止，凝瘀内滞，延久入络，致令脉络不舒，治宜通络行瘀，拟金匮旋复花汤加减：旋复花，茜草根、青葱管、当归须、炒桃仁、柏子仁、延胡索、三七末（冲），连报五剂，诸病悉瘳。继以归芍异功汤加味善后，叠服数剂，体渐复原。

四、湿困便秘

二、林某，年届五十，体质羸弱，素患胃痛，最惧便闭，闭则胃痛加剧，是年忽患吐血下血，愈后便闭十余日不行，小溲颇利，未觉痛苦，唯便闭过久，食后多嗳，病者唯求通便之方。察其脉息极弱，显属中虚，胃降无权，仿转运降逆法，拟旋复代赭石汤变方，服后便闭如故；又仿润下法，拟五仁加归、芍、牛膝等，便仍不通。再四筹思：脉弱怠缓，舌胖苔白，常咯滑痰，虽然溲利便闭，断非燥秘，显系脾为湿阻，运化无力，非先运脾湿，断难通便，拟以六君子汤，重用苓术以健脾去湿，服后大便果通。未几转患溏泄，日泻五六次，偶夹杂不化食物，经投温固、导湿诸法，均无一效。揣其中气极虚，汤药饮入不能逗留展布，而饮食杂物，难免无滑便之弊，非日食全变，殊难收效，仿调护初生婴儿法，拟四白散加味，以云苓、淮山、苏芡、莲子、少加麦芽、谷芽等味研成细末，少佐砂糖，日常调糊当食，三餐谷类概禁，寓药于食，服至半月告痊，从此体亦复原。

五、湿邪内蕴

翁某，年三十岁，业农兼商，仲秋赴南平采办杉木。适疟疾流行，翁亦罹病，就医服药均未见效。彼恐迁延致重，即束装返里。经医调治投以加减小柴胡汤、清脾饮、达原饮、清营捍疟法等均告罔效，甚至发时不省人事，须待热退神识方清；继投以搜除络邪如至宝、紫雪等药，亦未见效，诸医束手，始延余诊视。到时寒热尚未发作，神识尚清，诊其脉息怠缓，舌苔白滑。自称口觉微渴，脘阻欲呕，大便秘结，小溲短赤。诊后不久，复寒热大作，神识昏迷，再诊其脉，较前稍大。细揣此症，始则神清，继则昏迷。据云：发热时曾吃梨、甘蔗等，又阅前投诸方，多杂有甘凉之品。盖邪被遏抑不得外达，而药不对症，势必加剧。断为湿邪内蕴，客于募原，发则邪气弥漫，以致不省人事；退则其邪静伏，所以神识清醒，并非温邪内陷心包可比，故用至宝、紫雪等药不应；又非少阳正疟时疟，故投以小柴胡汤、清脾饮、达原饮、清营捍疟法等，亦告罔效。遂用雷少逸宣窍导痰法及以温胆汤去甘草，加藿香、菖蒲、远志、郁金、竺黄、川朴、杏仁、白蔻、滑石、通草等味出入投之，并嘱其服药时间应在热退或热未发前一二小时服之，当发热时，切勿服药。当病邪初退，药宜急追，俾药力接续，伏邪易解。五日之间，叠进十余剂，诸证告痊。可知病有千变，药宜活用，纵使对症用药，设非急追，亦难速效，操司命者，岂可泥守哉。

六、时疫发狂

林妇，年二十余岁，沾患时疫，乳房结核连及腋下，憎寒壮热，头痛、目赤、苔黄、口渴、呕吐、二便均闭，投以重剂活血解毒汤合白虎汤，加公英、银花、地丁、紫背天葵、竹茹、花粉、鲜菊叶等味，先后加减连服数剂，继与大承气汤加羚、犀、藏红花等药，每日两剂，连服五天，热退神清，诸证悉减，知饥思食，二便均利，日食番薯为餐。不意热退四天，是日午后，病者突然狂乱，逢人便咬，举家惊惶，促余诊视。见其篝灯床头，病者注视灯光，神志不宁，诘之亦不知所对，急予吹熄灯光，诊其脉缓，遂嘱家人不必惊惶，此因热邪虽退，余焰未清，且白昼点灯，迫近病人，致其望火生晕，发生狂乱。众闻余言，均未置信。嗣病者神清，询其究竟，据云："因望火生晕，由小及大，连床着火，所以大惊发狂，火熄则神清，至询之不答，系因惊息未定，欲语不得"。众人闻言，咸皆信服。

七、哺乳不节

杨儿，年才周岁，患呕乳病，经延数医，投以止呕诸药，随服随呕，病家惶虑无措，延余诊视，察该儿神色无异，筋纹不变，二便如常，唯吮乳则呕，忽悟呕乳之弊，令其停乳，来日服药，病家告以停乳即啼，教其啼时，须以物与玩，俟停啼少顷与乳，不可随啼随哺，哺乳减少，继投疏运止呕之药，两日后嬉笑如常。病家问故？余云：“哺乳不节，停滞胃间，以致作呕，停乳以后，积滞渐化，待饥与乳，自必无病”。凡婴儿宜忌过于饱暖，每因此致发疾病，所以宋代名医钱乙云：“若要小儿安，须带三分饥与寒”。历观富裕之家，婴儿娇生惯养，易致夭殇，皆由调护不得其法，虽幸及长，势必多病，体格不壮；穷苦之家，婴儿其耐饥寒，久成习惯，而殊少疾病，且体格结实，谚云：“百病多因饱暖生”。洵非虚语。

八、饱食胀痛

詹某，前清廪生，年届六旬，体质丰厚，素无他病，食量甚佳，突患晚餐噫气，卧时胃脘两胁牵引胀痛，待胀减痛止则饥，亦不能寐。如此连发数夜，形容顿改，始延余诊视。望其面唇青白，按其脉弦象，断其年老中虚气滞，枢运失司，化机迟钝，致使饱食胀痛。嘱其日以牛乳代食，勿令其饥，毋使过饱，考其脉显弦象，肝木内动，倘延致食减，木乘土病，殊恐难治。姑先取其食以缓养脾胃，并宜平木补土，拟以消补并进，佐些降逆，予冲潞参、半夏曲、云茯苓、酒白芍各三钱，旋复花、生麦芽、生内金、白檀香、缩砂仁各二钱，代赭石八钱，水煎服，俾日食与药饵互相辅助，连进数剂，病竟霍然。

九、治愈癃闭四则

族某武榜，年逾花甲，患癃闭症，经延数医，投入利尿、滋阴、通关诸方，愈通愈闭。每日解溲，不下百次，每次只通数滴，甚至点滴俱无，始延余诊治，并拟请西医导尿。当诊脉时，甫其脉，病者即行解溲，一时之久，解溲数十次，未能诊其精确脉息。据病者云，如此有两日之久，坐卧不安。询渠阴茎肿否？据答比之平常肿约数倍。细揣茎肿窍闭，非施外治手术，纵有效方，亦难济病，再四筹思，中药有何妙品可以消肿？忽悟白矾味酸而涩，功能消毒收敛，该病多由火湿所致，因教病者用小便和矾磨浓汁，将阴茎浸其中，取其同气相求，以溺引溺之义，且小便能引火下行。约浸半小时，溲出盈盌，再浸许久，又通盈盆，茎肿亦消，从此病除，西医至时，询其病因，余则与谈，顷施外治法，小溲已通。西医极赞治病巧思灵妙并云："西法遇外肿溺癃，亦须先消其肿，而后透溺，如睡未消，亦难骤用透溺器械。"参其所陈治法，如用西药消肿，溺通未必如许之速，因用小便磨矾，消中兼行，所以效如桴鼓。可知治病在于临时变通，此亦是法外之法。中医历来治病，活法甚多，因秘弗博，后人无所仿效，惜哉！此余四十余年前之治验也。

前年曾治两证癃闭，均经某医院施术未效，就余诊治而愈。患者陈友仁（男）年届知命，务农为业，因落水跌伤小腹，致小溲不通，腹胀如鼓，食欲不振，小腹微痛，唯口不渴，经余诊视，脉沉而弦，细揣内有停瘀，拟先与纯阴化阳汤：熟地一两，元参三两，油肉桂二分，车前子三钱，服后，至家溲通两次，续服一剂，溲癃遂除。嗣以便闭，少腹疼痛，改与救土通肠汤合活络效灵丹：元参二雨，当归一两，生地一两，川朴一钱，川麻五分，火麻五分，乳香钱半，没药钱半，丹参钱半，服后遂愈。

又海口官衙尾周吓俤（男），年逾弱冠，叶农，因劳役过度，致患癃闭，小溲点滴不通，住某医院治疗两星期，透溺手术屡施殆尽，终无一效，出院就余诊治，按脉洪突而数，乃由秋署内袭，火迫心经，心肾不交，遂成癃闭重恙，先与凉心利水汤：麦门冬一两，茯神五钱，车前子三钱，莲子心一钱，连服四剂，通而腹闭，改服八味地黄汤，熟地一两，淮山五钱，石枣五钱，云苓五钱，丹皮三钱，泽泻三钱，附子 钱，油桂二钱，服后溲出如注，遂瘥。

年前又治农民某患癃闭症，小溲点滴俱无，中满作胀，口极燥渴，投利水药不应，想非膀胱火旺，谅系肺燥所致，夫内经云："膀胱者，州都之官，津液存焉，气化则能出矣。"若上焦之气不化，由于肺气之热，盖肺为金藏，肺燥则金不能生水，投利水之药，恐耗其肺气，故愈行水，而愈不行，治宜益其肺气，助其秋金，则水自生焉，拟予参麦散，重用洋参，麦门冬，加黄芩少许，服二剂而小便通畅矣。